Hypophyse

& Appareil utéro-ovarien.

L'Opothérapie hypophysaire en Gynécologie.

PAR

Le Dr LESAGE

ANCIEN INTERNE PROVISOIRE DES HÔPITAUX DE PARIS
PHARMACIEN DE 1re CLASSE
ANCIEN INTERNE EN PHARMACIE DES HÔPITAUX DE PARIS
PHARMACIEN-MAJOR DE 2e CLASSE AUX ARMÉES

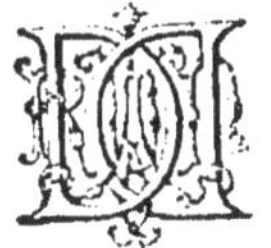

CHARTRES
IMPRIMERIE DURAND
9, RUE FULBERT
—
1918

Hypophyse & Appareil utéro-ovarien.

L'Opothérapie hypophysaire en Gynécologie.

PAR

Le Dr LESAGE

ANCIEN INTERNE PROVISOIRE DES HÔPITAUX DE PARIS
PHARMACIEN DE 1re CLASSE
ANCIEN INTERNE EN PHARMACIE DES HÔPITAUX DE PARIS
PHARMACIEN-MAJOR DE 2e CLASSE AUX ARMÉES

CHARTRES
IMPRIMERIE DURAND
9, RUE FULBERT

1918

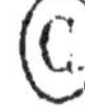

A LA MÉMOIRE DE MA MÈRE

A MON PÈRE

A MA FEMME, A MA FILLE

A MES MAITRES DANS LES HOPITAUX

EXTERNAT

M. le Professeur agrégé SICARD M. le Professeur agrégé CAUSSADE	1910-1911.
M. le Professeur CARNOT	1911-1912
M. le Professeur HUTINEL	1912-1913

INTERNAT PROVISOIRE

M. FOURNIER	1913-1914
M. DALCHÉ	1914-

A MM. les Professeurs

BAR, BRINDEAU, DOLÉRIS

A M. FUNCK-BRENTANO

QUI FURENT NOS PREMIERS MAITRES

A MONSIEUR LE PROFESSEUR CARNOT

PROFESSEUR DE THÉRAPEUTIQUE

Qui nous a fait l'honneur d'accepter la Présidence de cette Thèse.

A MONSIEUR DALCHÉ

MÉDECIN DE L'HÔTEL-DIEU

Qui a bien voulu nous accepter comme interne dans son service. Nous le remercions de nous avoir aidé de ses conseils et de nous avoir inspiré cette thèse qui est en grande partie le reflet de son enseignement.

I

Introduction.

C'est à deux savants français, Cl. Bernard et Brown-Séquard, que nous sommes redevables des connaissances précises que nous possédons sur le rôle des glandes à sécrétion interne.

Cl. Bernard le premier, en 1855, oppose aux glandes à sécrétion externe « une autre catégorie d'organes qui se rapprochent des organes glandulaires avec cette différence, qu'étant dépourvus de conduit excréteur, ils doivent déverser le produit de sécrétion dans le sang lui-même. C'est ce que nous avons désigné, dit-il, sous le nom de sécrétions internes ». Mais il n'eut pas une notion exacte de leur rôle, car il supposait qu'elles contribuaient à former le sang. « C'est l'union de toutes les sécrétions internes qui constitue le sang qu'on devrait considérer comme un véritable produit de sécrétion interne. »

C'est Brown-Séquard qui se rendit compte du fonctionnement des glandes endocrines déversant dans le milieu intérieur des « substances spéciales » qui vont influencer d'autres cellules de l'organisme. « Il en résulte que les diverses cellules de l'économie sont rendues solidaires les unes des autres par un mécanisme autre que par des actions du système nerveux. » C'est également Brown-Séquard qui le premier fit une application en thérapeutique de ces notions en injectant du suc extrait des testicules d'animaux (1889).

A partir de cette époque la question des sécrétions internes ne fit que se développer.

Gull, Ord, Morvan, avaient déjà décrit le myxœdème spontané et l'avaient rapporté à une insuffisance thyroïdienne ; cette hypothèse fut confirmée par les résultats obtenus par Horsley à la suite de greffes thyroïdiennes (1890) ou à la suite d'injections d'extrait (Gley).

Pierre Marie avait décrit en 1886 l'acromégalie, en 1891 il montre avec Marinesco le rôle joué dans cette affection par l'hypophyse que Liégeois avait déjà classée en 1860 parmi les glandes vasculaires sanguines.

En 1897, Brissaud et Meige étudiant le gigantisme mettent en lumière les rapports étroits qui existent entre cette affection et l'acromégalie, le gigantisme étant l'acromégalie de l'adolescence.

Launois et Roy, par leurs recherches sur l'état de l'hypophyse chez les géants, établissent les relations qui existent entre les lésions de cette glande et le gigantisme. Par les observations de gigantisme acromégalique ils montrent le passage du gigantisme à l'acromégalie vraie.

La pathologie des affections hypophysaires s'enrichit encore en 1901 du syndrome adiposo-génital, isolé par Fröhlich et Bartels, syndrome caractérisé par une lésion pituitaire provoquant des signes de tumeur, par de l'adiposité et des troubles génitaux. Launois et Cléret reprennent l'étude de ce syndrome et montrent ses relations avec l'hypophyse.

Enfin Burnier attire l'attention sur le nanisme hypophysaire et Chauvet étudie l'infantilisme hypophysaire.

En même temps une notion nouvelle se fait jour, c'est celle des lésions simultanées de plusieurs glandes closes provoquant les syndromes pluriglandulaires sur lesquels Claude et Gougerot, Sainton et Rathery, Renon et Delille, attirent l'attention et auxquels Roll, Sourdel, consacrent leurs thèses.

Pendant toute cette période, tandis que de nombreux expérimentateurs étudient la physiologie de l'hypophyse, les chirurgiens tentent l'hypophysectomie, les médecins utilisent la radiothérapie et l'opothérapie qui leur donnent quelques résultats dans les affections hypophysaires ; mais comme on pouvait le supposer, cette dernière médication ne peut modifier la tumeur hypophysaire qu'on trouve presque toujours à la base.

Cependant, appliquant les propriétés physiologiques de l'extrait, de nombreux cliniciens constatent les avantages qu'on peut tirer de son emploi, et par les résultats obtenus découvrent de nouveaux symptomes dus au dysfonctionnement de l'hypophyse.

Au fur et à mesure de ces travaux, on se rend compte de l'action de la médication pituitaire dans les troubles génitaux et des corrélations existant entre l'appareil ovarien et l'hypophyse. Fröhlich et Bartels utilisent l'opothérapie pituitaire au cours de l'accouchement. Bab l'emploie dans les métrorrhagies, Dalché, Jayle montrent les services que cette thérapeutique peut rendre en gynécologie.

Au cours de notre internat dans son service, M. Dalché avait bien voulu nous associer à ses travaux ; les événements ont interrompu cette collaboration, mais nous ne saurions trop remercier notre maître, qui nous a conseillé ce sujet de thèse, d'avoir bien voulu nous autoriser à utiliser les documents qu'il a réunis sur la question.

*
* *

Après avoir étudié sommairement les notions de physiologie que nous possédons sur l'hypophyse, notions qui nous permettent de comprendre les corrélations qui existent entre les différents organes et les phénomènes qu'on peut constater accessoirement au cours de l'emploi de la médication opothérapique, nous verrons, en nous basant sur l'étude des syndromes d'origine hypophysaire et sur l'expérience, qu'il existe des rapports étroits entre l'hypophyse et les organes génitaux de la femme.

Etant donné ces rapports qui légitiment l'opothérapie pituitaire en gynécologie, nous examinerons en premier lieu quels sont les syndromes qui traduisent le mauvais fonctionnement de la glande, en second lieu les indications du traitement et les résultats obtenus.

Enfin nous étudierons la médication hypophysaire elle-même, les produits employés et la façon de les employer.

II

Anatomie. — Physiologie.

1° Anatomie.

L'hypophyse ou glande pituitaire est un organe ovoïde situé à la base du crâne, logé dans la cavité de la selle turcique; cette loge est limitée latéralement par les sinus et fermée en haut par la tente de l'hypophyse qui laisse passer la tige pituitaire, pédicule auquel est appendu l'organe.

Son *diamètre* antéro-postérieur est de 5 à 7 millimètres. Son *poids* est variable : d'après Caselli il serait de 0gr,66; de 0gr,48 pour Comte; 0gr,50 chez l'homme et 0gr,60 chez la femme d'après Launois. Chez certains acromégaliques son poids a pu atteindre 30 grammes.

L'hypophyse est composée de *deux lobes*, l'antérieur glandulaire qui dérive embryologiquement du pharynx où on pourrait encore en retrouver des restes, chez l'adulte, dans l'amygdale pharyngée (Civalleri), le postérieur nerveux beaucoup plus petit que le précédent; il dérive d'une évagination du cerveau intermédiaire. Le lobe antérieur embrasse le lobe postérieur à la façon d'un fer à cheval; entre les deux est un sillon, le hile.

Histologiquement, le *lobe antérieur* est formé de deux parties la *pars anterior* ou glandulaire et la *pars intermedia* (Schœfer) ou feuillet para nerveux; entre les deux persiste une fente plus ou moins marquée, vestige de la poche hypophysaire embryonnaire. La partie glandulaire proprement dite est constituée par des alvéoles séparées par un stroma conjonctif léger ; à l'intérieur des alvéoles sont des cellules groupées en travées, en cordons avec parfois au centre une cavité remplie de matière amorphe comme celle de la thyroïde ; il existe un réseau vasculaire très riche.

La fente para nerveuse est comblée par une substance amorphe, elle peut être remplacée par des vésicules.

Quant au feuillet para nerveux il est formé par une couche de cellules épithéliales.

Le *lobe postérieur* a l'aspect d'un stroma lâche formé d'un mélange d'éléments conjonctifs ou névrogliques ; il n'y a pas de cellules nerveuses, mais des fibres nerveuses. Clunet et Jonnesco ont retrouvé un pigment noir qu'ils rapprochent du pigment de la zone réticulée des surrénales.

L'absence de cellules glandulaires dans ce lobe a toujours attiré l'attention des auteurs, car expérimentalement c'est l'extrait de lobe postérieur qui est le plus actif. Sury, Renaut considèrent le lobe nerveux comme une ruine conjonctive remplaçant la formation nerveuse. Kœffer, Kölliker, Luchka soutiennent au contraire que les deux lobes sont glandulaires. Joris, après de nombreux travaux dans la série animale et chez l'homme, conclut que « comme le lobe antérieur, il a la valeur d'une glande et pas plus que lui, n'est atrophié chez la plupart des mammifères ».

L'*innervation* de la glande est peu connue, cependant Cajal a montré qu'il existe des fibres nerveuses qui, ayant leur origine dans la région rétrochiasmatique, après avoir traversé l'infundibulum, se ramifient dans le lobe postérieur hypophysaire. Cette innervation explique que des lésions de l'infundibulum et même du 3e ventricule peuvent retentir sur la sécrétion de l'hypophyse.

2° Physiologie.

Bien que cette étude soit un peu en dehors de notre sujet, il nous a semblé utile d'en dire quelques mots et d'insister plus longuement sur les faits qui nous permettront de préciser certaines indications ou contre-indications de l'opothérapie hypophysaire en gynécologie et d'expliquer certains de ses effets.

Deux méthodes ont été employées dans cette étude : 1° l'ablation de la glande qui permet de constater les symptômes négatifs ou de déficit ; 2° l'ingestion ou l'injection des extraits pituitaires qui permettent de noter les symptômes positifs correspondant à un excès de sécrétion ; celle-ci se produit par deux mécanismes, d'abord un apport de produit actif contenu dans l'extrait, ensuite un excès de produit sécrété par l'hypophyse du sujet lui-même, car l'injection a une action stimulatrice sur la glande.

Les deux méthodes nous permettront d'étudier en dernier lieu les relations des diverses glandes à sécrétion interne et de l'hypophyse.

1° **Hypophysectomie.** — Une première question se pose au sujet de l'hypophysectomie, *est-elle compatible avec la vie ?* La plupart des auteurs répondent par l'affirmative se basant sur les résultats des interventions chez l'animal et chez l'homme, mais à cela Ascoli et Legnani répondent que l'opération est toujours incomplète et que, histologiquement, on retrouve chez les opérés des restes de la glande. Pour Narbout l'opération serait mortelle chez les jeunes, mais elle peut être assez bien supportée chez l'adulte à cause d'une suppléance thyroïdienne.

Dastre, Horsley, Gley, Marinesco, Vassal, Caselli, Lo Monaco, Van Rimbeck, Paulesco admettent la survie comme possible et l'insuffisance hypophysaire se traduirait par les signes suivants : *abattement, apathie, somnolence, diminution de la force musculaire dans le train de derrière, secousses musculaires, anorexie, amaigrissement* allant jusqu'à la cachexie et à la mort. Deux signes paraissent pathognomoniques : la *faiblesse musculaire* et l'*amaigrissement avec cachexie.*

La mort survenant assez rapidement après l'opération il est difficile d'apprécier les résultats obtenus sur la *croissance* ; cependant Ascoli et Légnani disent que les chiens opérés sont restés nains, difformes, rabougris ; l'ossification, la dentition ont été retardées, les cartilages épiphysaires persistent, il y aurait déficit des matières calcaires.

Cerletti signale un élargissement des épiphyses rappelant l'acromégalie ; Ashner conclut de ses expériences que la glande pituitaire joue un grand rôle dans la croissance de l'animal et qu'il existe une cachexie hypophysaire caractérisée par un squelette de nain avec atrophie des glandes génitales. Ces résultats se rapprochent de ceux obtenus par Masay en employant un sérum hypophysotoxique.

Ces conclusions ne sont pas très précises et beaucoup d'objections peuvent être faites à la méthode : l'opération est aveugle, elle s'accompagne presque toujours de lésions de voisinage qui peuvent, elles aussi, entrer en ligne de compte dans les phénomènes observés. L'opération est grave et s'accompagne d'un schok considérable, la survie est de courte durée si bien qu'il est difficile d'apprécier les troubles trophiques qui ne peuvent apparaître qu'à la longue ; ce sont là autant de raisons qui vicient les expériences et empêchent d'en tirer des conclusions fermes.

Chez l'homme l'hypophysectomie a été pratiquée ; les résultats ne sont guère comparables à ceux obtenus chez l'animal, ce qui s'explique par ce fait que l'intervention a eu lieu sur des tumeurs qui avaient déjà modifié le fonctionnement de l'hypophyse et réagi sur les autres glandes ; fait important comme nous le verrons.

2° *Action des extraits hypophysaires.*

Action sur le cœur et la circulation. — L'action des extraits sur le cœur et sur les vaisseaux a été une des plus étudiée, mais les nombreux travaux qui ont été publiés sur ce sujet depuis la première observation d'Oliver et Schœfer en 1895 sont souvent contradictoires et leur étude en est des plus complexe.

Oliver et Schœfer injectant des extraits glycérinés constatent une *augmentation de la pression avec ralentissement et renforcement des pulsations.* La plupart des auteurs obtiennent les mêmes résultats (Hovel. Livon, Hallion et Carrion). Cependant Szimmonoviez signale un effet inverse ; certains montrent que l'hypertension tend à disparaître à mesure qu'on renouvelle les injections (Herring, Claude et Porak).

De Cyon, Thaon et Garnier, Silvestrini se rendent compte que la courbe de tension n'est pas aussi simple ; il y a au début une légère élévation de pression, puis diminution, puis la pression dépasse ce qu'elle était au début et cet effet dure 10 à 20 minutes.

Schaefer et Swale Vincent, De Cyon émettent l'hypothèse qu'il existe des substances hypotensives et d'autres hypertensives qu'ils séparent par des solvants différents (1). Les substances hypotensives et hypertensives seraient, suivant les auteurs, diffuses dans les deux lobes. Pour Garnier et Thaon le lobe postérieur est seul actif; pour Hamburger le lobe antérieur contient les principes hypotenseurs, le lobe postérieur les principes hypertenseurs.

Ces principes ont été séparés à l'état de dissolution ou à l'état de poudres cristallines ou cristallisées (Houssay, Fühner, Baudoin, Ancel et Bouin); mais on peut remarquer que les mêmes caractères (de solubilité ou d'insolubilité dans l'éther, alcool, etc.) sont différents, suivant les auteurs, pour des produits qui ont la même action. Ces faits enlèvent à priori beaucoup de valeur aux expériences.

On peut cependant admettre que l'extrait total ou de lobe postérieur *augmente la pression, diminue les battements en les amplifiant*; il produit en même temps une *vaso-constriction sur les vaisseaux*, sauf pour les vaisseaux rénaux comme l'ont montré Halliburton, Schoefer et Herring.

Dans l'ensemble, l'action de l'extrait hypophysaire offre une grande analogie avec celui de l'extrait surrénalien, mais il semble qu'il agisse plutôt sur le cœur tandis que le second a son action surtout sur les artères. De plus son effet est plus persistant, plus soutenu, il ne provoquerait pas d'athérome (Etienne et Parisot, Carraro).

Action sur le rein. — Magnus et Schaefer ont insisté sur l'*action diurétique* des extraits hypophysaires; Herring prétend qu'ils peuvent produire un effet aussi marqué que celui d'une substance très diurétique comme le citrate de caféine; cet effet n'est pas détruit par la digestion peptique. D'après Parisot, après plusieurs injections il s'établirait une véritable polyurie. Signalons à ce

---

(1) Le même fait a été retrouvé par Roger dans les capsules surrénales.

sujet les cas de diabète insipide qui ont été traités avec de bons résultats par Lereboullet et Faure Baulieu, par Berge et Pagniez en donnant de l'extrait de lobe postérieur. Cette amélioration est momentanée.

D'après Roemer le diabète insipide serait dû à une disparition de produits sécrétés par la partie intermédiaire de l'hypophyse. Camus et Roussy objectent à cette opinion qu'expérimentalement la polyurie a pu être provoquée par lésions de la région optostriée, même après hypophysectomie.

Glycosurie. — Ces auteurs font les mêmes objections au sujet de la glycosurie constatée après l'ablation de l'hypophyse : le sucre n'est apparu que 5 fois sur 45 opérations ; la glycosurie serait due à des lésions de voisinage.

L'action des extraits sur l'apparition du sucre n'est pas constante. Dunan n'aurait provoqué la glycosurie qu'en employant des solutions d'extrait non filtrées.

Pour Claude et Baudoin, la glycosurie est toujours d'origine alimentaire, elle ne se produit que lorsque l'individu a reçu des hydrates de carbone. Cushing et Jacobson concluent de leurs expériences que *l'insuffisance hypophysaire, surtout du lobe postérieur, augmente la tolérance pour les hydrates de carbone*, tandis que l'injection d'extrait la diminue et peut même à fortes doses provoquer la glycosurie.

Respiration. — Fühner, Pankow ont étudié l'action des extraits sur la respiration ; ils notent un court arrêt respiratoire correspondant à une hypertension initiale, puis reprise de la respiration et hypertension, enfin hypertension et arrêt respiratoire ; ces phénomènes ne se produiraient qu'à la première injection. Dunan signale de l'accélération respiratoire suivie de ralentissement et d'arrêt ; il a constaté une fois un rythme de Cheyne-Stokes.

Action sur les fibres musculaires. — L'extrait hypophysaire a une action nette sur les fibres musculaires striées et lisses, en particulier sur celles de l'*intestin*, de l'utérus et de la vessie.

Fodora avait déjà signalé de la diarrhée chez les animaux en expérience. Houssay et Beruti, Dunan insistent sur l'effet de l'extrait sur l'intestin, produisant d'abord une inhibition intestinale suivie de fortes contractions progressivement croissantes. Houssay obtient à la suite d'injections sous-cutanées de 3 centimètres cubes d'une solution équivalant à 20 pour 100 de lobe postérieur des contractions au bout de 5 minutes et une selle au bout de 10 à 20 minutes.

Frankel Hochwart a constaté expérimentalement que l'extrait hypophysaire augmentait la contractilité de la *vessie* et surtout de l'*utérus*.

Bab avait remarqué, en soignant des ostéomalaciques, que certaines femmes non enceintes présentaient des spasmes utérins. Houssay, Ibanez ont reproduit les mêmes effets avec un produit extrait de l'hypophyse. Fühner compare l'action produite sur l'utérus, la respiration et la pression, à celle que provoque un dérivé de l'histamine, extrait de l'ergot de seigle.

Ces propriétés de l'hypophyse ont été utilisées *en obstétrique* par Fries, Foges et Hoffstætter, Hauch et Meyer, Spire et Parisot, Pouliot et Vayssières, Lequeux, Metzger; leurs conclusions sont que l'extrait est indiqué : 1° dans l'atonie primaire ou secondaire lorsque l'utérus est dans l'état d'excitabilité qui le caractérise à la fin de la grossesse, 2° pour accélérer le travail, 3° dans le cas de grossesse prolongée par suite d'absence de contraction.

Fries et Fischer recommandent également l'extrait comme mesure prophylactique contre les hémorragies post partum.

Action sur la coagulation du sang. — L'hypophyse a d'ailleurs été employée dans les hémorragies. Weill et Boye, en 1909, avaient constaté que le lobe antérieur retarde la coagulation du sang chez le lapin et chez l'homme; le lobe postérieur, au contraire, l'accélère. La glande entière a les mêmes propriétés que le lobe postérieur. Ces faits ont été confirmés par Livon, Stoudsinski, Dunan.

L'action hémostatique des extraits a été utilisée avec succès par Wiggers, Rist dans les hémoptysies. Cette action est d'ailleurs favorisée par la diminution de pression dans le réseau de l'artère pulmonaire provoquée également par l'extrait (Hallion).

Anosoff a obtenu de bons résultats dans les hémorragies des ictériques; Bab, Dalché, Jayle dans les métrorragies.

Action sur la nutrition. — Les expérimentateurs ne sont pas d'accord sur les effets de l'hypophyse sur la nutrition. D'après Oswald, l'ingestion d'extrait ne modifie pas l azote et le phosphore urinaire. Pour Dunan, Macolm, il y aurait une légère rétention d'azote. La glande sèche, d'après ce dernier, amènerait une excrétion exagérée de calcium et de phosphore ; avec la glande fraîche au contraire, il y a tendance à la rétention.

D'après Thomsom et Johnston, la pituitaire stimule le métabolisme. Delille a constaté une surcharge graisseuse qui serait d'après Fischer et Cushing sous la dépendance du lobe postérieur.

Action sur la croissance. — L'importance des lésions de l'hypophyse dans l'acromégalie et le gigantisme a fait étudier les rapports de la glande avec le développement et la croissance. Nous avons déjà vu que l'hypophysectomie amenait un arrêt de développement et une sorte de nanisme. Les injections ou l'ingestion d'extrait donnent des résultats moins probants. Cerletti a obtenu un retard dans le développement du squelette. D'après Gouget, l'ingestion de lobe antérieur augmente la taille et le poids, c'est lui qui par ses hormones dirigerait l'accroissement des membres.

Rôle antitoxique. — Le rôle antitoxique de l'hypophyse a été défendu par Guerrini, Gemelli. La glande s'hyperplasie à la suite d'infections ou d'intoxications. Thaon, Delille ont trouvé l'hypophyse augmentée de volume dans presque toutes les maladies infectieuses.

C'est par son pouvoir antitoxique que la glande pituitaire aurait une *influence sur le sommeil* d'après Salmon. L'hypersommie correspondant à un hypofonctionnement de la glande. Certains résultats thérapeutiques sont en faveur de cette hypothèse.

Action sur la température. — Plusieurs auteurs ont attiré l'attention sur l'abaissement de la température générale que l'on constaterait chez les animaux hypophysectomisés ; cette hypothermie existerait également chez les sujets atteints d'hypopituitarisme (Bartels, Erdheim, Cushing).

D'après Cushing, les injections d'extrait total ou de lobe antérieur ramèneraient la température à la normale alors que l'injection de lobe postérieur ne donnerait pas de résultat.

Notons en dernier lieu que d'après Schoefer et Mackensie, la sécrétion interne de l'hypophyse aurait une action galactagogue.

3° *Relations entre l'hypophyse et les autres glandes.*

Hypophyse. — Renon et Delille ont constaté que l'injection d'extrait provoque une hyperplasie de l'hypophyse; ils ont remarqué que des doses massives peuvent provoquer des hémorragies de la glande. — D'après Guerrini l'hyperplasie peut aller jusqu'à l'épuisement. A cet égard l'observation de Huchard et Launois est démonstrative : à l'autopsie d'une acromégalique, ils trouvèrent une hypophyse scléreuse de la grosseur d'une cerise logée dans une selle turcique de la dimension d'une noix.

Thyroïde. — Les relations entre le corps thyroïde et l'hypophyse ont été très étudiées.

Après l'ablation de l'hypophyse on constate une hypertrophie du corps thyroïde et d'après Narbout la thyroïde aurait une véritable action de remplacement. Deux malades acromégaliques opérées par Hocheneeg virent apparaître un goitre après hypophysectomie.

Au cours de l'acromégalie, Percy Furnival dans 24 cas trouve le corps thyroïde hypertrophié 14 fois, normal macroscopiquement 5 fois, atrophié ou dégénéré 5 fois. — Hinsdale sur 36 autopsies note la thyroïde hypertrophiée 13 fois, atrophiée 11 fois, normale 12 fois. — Il faut remarquer que l'examen histologique n'a pas toujours été pratiqué; d'autre part, comme nous le disions plus haut pour l'hypophyse, la glande après une période d'hyperplasie peut s'atrophier.

Dans les nombreuses observations concernant des géants et citées dans le livre de Launois, on trouva souvent au cours des autopsies l'hypertrophie du corps thyroïde associée à l'hypertrophie ou à une tumeur hypophysaire.

Les extraits pituitaires provoquent au contraire une diminution de volume du corps thyroïde par vaso-constriction (Hallion) (1),

(1) L'extrait ovarien a une action inverse.

et cette action explique les bons effets obtenus par la médication hypophysaire dans la maladie de Basedow (Renon et Delille, Claude et Baudouin).

L'ingestion d'hypophyse provoque au niveau de la thyroïde des altérations histologiques consistant en un appauvrissement du contenu colloïde des vésicules (Hallion et Alquier).

Inversement les modifications du corps thyroïde retentissent sur l'hypophyse.

Après thyroïdectomie, Rogowitch avait noté l'hypertrophie de l'hypophyse et il concluait à un « processus compensateur », l'hypophyse étant un « organe complémentaire de la thyroïde ». Stieda, Gley, Caselli, Thaon, Comte ont également constaté l'hyperplasie hypophysaire.

Schoefer après thyroïdectomie signale l'augmentation de volume de la pituitaire, la présence de colloïde dans les vésicules de la « pars anterior », une augmentation dans celle de la « pars intermedia », des corps hyalins plus nombreux dans la pars intermedia et la « pars nervosa ».

Dans le myxœdème il y a également hypertrophie hypophysaire comme le démontrent de nombreuses observations de Kocher (rapportées par Paulesco), de Boyces et Beadles, Comte, Sainton et Rathery.

Schönemann, à l'autopsie de 85 goitreux, trouve l'hypophyse hypertrophiée 84 fois.

Dans trois cas de maladie de Basedow, au contraire, Benda constate une hypophyse petite et dure deux fois, chez le troisième malade elle semblait normale, mais les cellules glandulaires étaient peu nombreuses.

Il n'y a pas lieu de conclure de ces faits que l'hypophyse, comme le croyait Rogowitch, est un organe complémentaire de la thyroïde ou que l'hypophyse a un « rôle vicariant » vis-à-vis d'elle, suivant l'expression de Comte. La présence d'iode, qui avait été signalée par Wells dans l'hypophyse, était encore un signe en faveur du rapprochement des deux glandes ; mais cet auteur est revenu sur ses premières conclusions, il n'existerait pas d'iode dans la pituitaire.

Certains faits pathologiques ou expérimentaux s'opposent encore à ce rapprochement; l'animal privé de ses thyroïdes auquel on enlève l'hypophyse voit ses symptômes thyroïdiens s'aggraver sans être modifiés dans leur nature; dans certains cas, peu nombreux il est vrai, l'une des glandes seule peut être altérée, l'autre restant normale.

En somme, on peut conclure avec Launois que « les résultats obtenus par la thyroïdectomie, l'hypophysectomie ou l'injection d'extraits glandulaires ne ruinent pas l'hypothèse de la similitude de fonction des deux glandes, mais ne la démontrent pas non plus. L'hypophyse et la thyroïde sont dans une certaine dépendance l'une vis-à-vis de l'autre, mais on ne peut encore pas dire que leurs fonctions sont absolument similaires.

Surrénales. — Les relations de l'hypophyse et des surrénales ont été moins étudiées; nous n'avons pas trouvé de renseignement sur l'état de ces glandes après hypophysectomie.

L'opothérapie hypophysaire provoque un hyperfonctionnement des surrénales (Renon et Delille). — Baduel a constaté 8 fois sur 10 une hypertrophie de ces dernières, portant sur la substance corticale, après trois à cinq mois de traitement par injection intraveineuse d'hypophyse; les foyers athéromateux qu'il a trouvé sur l'aorte et sur d'autres artères pourraient en être la conséquence.

Dans les syndromes hypophysaires on a constaté de l'hyper ou de l'hypo-épinéphrie.

Inversement, l'hypophyse réagit aux troubles surrénaux. Boinet a signalé une hypertrophie de la pituitaire après ablation des surrénales. Alquier, Perrier ont obtenu des résultats analogues.

Dans la maladie d'Addison, Thaon conclut de quatre autopsies que l'hypophyse présentait une certaine prolifération cellulaire. Pansini et Benetati, dans la même maladie, ont constaté simultanément la reviviscence du thymus, l'hypertrophie du corps thyroïde et de la pituitaire. Oppenheim et Loeper ont noté l'hypertrophie hypophysaire dans deux cas de tuberculose surrénale.

Thymus. — L'action de l'hypophyse sur le thymus est peu connue, cependant cette glande persiste chez certains acromégaliques si bien qu'Erb et Schultz en avaient fait un signe de cette affection.

Glandes génitales. — Nous verrons longuement dans le chapitre suivant les relations de l'hypophyse et de l'ovaire ; nous ne dirons rien de celles de l'hypophyse et du testicule, testicule et ovaire réagissant d'une façon analogue.

Le mécanisme par lequel les sécrétions internes réagissent sur les autres glandes n'est pas élucidé ; on ne peut jusqu'ici s'en tenir qu'aux hypothèses.

Pour les uns, la sécrétion interne agit par l'intermédiaire du système nerveux, pour les autres elle passe dans le sang et vient influencer les divers organes sur laquelle elle doit agir. Il semble bien que cette hypothèse soit la plus vraisemblable.

A notre avis les produits de sécrétion interne sont des complexes chimiques qui sont sécrétés par les glandes et versés dans le sang par l'intermédiaire duquel ils passent au contact de tous les organes ; les uns sont indifférents, les autres sont sensibles aux produits et réagissent. Cette réaction peut être de nature nerveuse, elle peut être sécrétoire. Nous pouvons comparer ces actions à celle que produit l'acide carbonique du sang arrivant au contact du cerveau et provoquant l'inspiration, ou bien à celle de la sécrétine qui au niveau du pancréas provoque la sécrétion du suc pancréatique.

En somme on peut admettre que c'est par l'intermédiaire du milieu sanguin que se font les réactions entre les organes ; c'est lui qui solidarise tous les éléments qui constituent l'individu ; c'est grâce à lui que les hormones vont stimuler les divers appareils ou les diverses glandes qui, à leur tour, réagissant les unes sur les autres, régularisent les échanges et les réactions vitales.

III

L'hypophyse et l'appareil utéro-ovarien.

Nous venons de parcourir les données physiologiques qui nous ont été fournies par la pathologie ou l'expérimentation; nous avons vu quelles étaient les relations de l'hypophyse avec les différents organes et ses rapports avec les glandes à sécrétion interne; mais nous nous sommes réservé d'étudier plus longuement dans ce chapitre les corrélations qui existent entre l'hypophyse d'une part et les organes génitaux de la femme d'autre part.

Nous examinerons en premier lieu les troubles constatés dans la sphère génitale au cours des syndromes hypophysaires, les altérations ou les modifications des organes génitaux produits par l'ablation de la glande pituitaire chez la femme et au cours de l'hypophysectomie expérimentale. En second lieu nous rechercherons si, inversement, l'hypophyse est modifiée à la suite des troubles génitaux : grossesse, castration par exemple.

Nous chercherons enfin à la lumière de ces faits à préciser les rapports qui existent entre les deux organes.

1° *Les modifications hypophysaires retentissent sur l'appareil utéro-ovarien.*

Acromégalie. — Pierre Marie en 1886 avait décrit l'acromégalie et peu après il montrait avec Marinesco que les lésions de l'hypophyse étaient constantes au cours de cette affection. A l'heure actuelle la plupart des auteurs sont d'accord sur ce sujet; les quelques observations dans lesquelles l'acromégalie ne s'est pas accompagnée de tumeur de l'hypophyse sont l'exception et souvent l'examen histologique a été négligé si bien qu'on ne peut pas affirmer qu'il n'y eut pas de lésion. Quant aux symptômes observés, ils peuvent être dus à une action indirecte par l'intermédiaire d'autres glandes à sécrétion interne.

Nous n'insisterons pas sur le tableau clinique de l'acromégalie; Marie a bien décrit l'aspect spécial de ces malades à mâchoire proéminente, aux lèvres épaisses, à la langue énorme, aux extrémités élargies, aspect si caractéristique qu'on fait le diagnostic dès qu'on voit le malade.

Examinons l'appareil génital. P. Marie, en étudiant pour la première fois l'acromégalie, insistait déjà sur les *troubles génitaux*. « Chez la femme le phénomène capital est la *suppression des règles*, c'est un phénomène précoce à tel point que dans bien des cas on peut le considérer comme initial et faire dater de son apparition le début de la maladie. »

Sternberg place parmi les signes subjectifs constants la *perte de l'instinct sexuel.*

Wood Hutchinson s'exprime ainsi. « Un autre symptôme singulier et très constant, constituant ainsi l'unique exception à la loi régionale de ces hypertrophies (hypertrophie des extrémités) est la diminution des fonctions sexuelles qui se rencontre dans environ 65 pour 100 de la totalité des cas, diminution qui peut même s'étendre à la taille des organes génitaux externes. Ceux-ci d'après mes recherches n'ont jamais été trouvés hypertrophiés, bien qu'ayant subi d'ordinaire un développement moyen. En réalité on les a trouvés imparfaitement développés et au-dessous de la taille moyenne dans beaucoup de cas, spécialement dans ceux où l'affection s'est montrée à un âge relativement peu avancé. Chez la grande majorité des femmes, la menstruation devient irrégulière et finalement se supprime entièrement. En fait cet affaiblissement sexuel est un trait si frappant de la maladie qu'une des plus récentes théories pathogéniqnes est celle de Freund qui en fait le principal facteur étiologique et considère l'affection comme due à un arrêt du développement sexuel ; mais comme cet affaiblissement ne se montre dans la majorité des cas que longtemps après l'établissement non seulement de la puberté mais même de la conception chez la femme ou de la période d'activité génitale chez l'homme, on le regarde maintenant comme un effet et un symptôme plutôt que comme une cause de la maladie. »

Hinsdale signale également que « les organes génitaux externes peuvent être hypertrophiés tandis que *l'utérus et les testicules sont trouvés atrophiés*. Il est commun de trouver que la menstruation a cessé au début de l'affection. Dans la forme géante de l'acromégalie ; comme dans la forme ordinaire, la stérilité est l'état habituel. »

P. Marie a signalé le cas d'une femme qui, après avoir eu un enfant, devint acromégalique et vit ses organes génitaux s'atrophier progressivement.

A côté de ces troubles dans le fonctionnement de l'utérus et de son atrophie, on rencontre également des modifications dans les caractères sexuels secondaires ; on constate la *chute des poils du pubis* et des aisselles et parfois il y a chez la femme *tendance au virilisme*. Il y aurait également des modifications du côté des seins. Laignel Lavastine a constaté un hyperfonctionnement mammaire à la ménopause chez une acromégalique.

Gigantisme. — Nous venons de voir les troubles génitaux qui existent dans l'acromégalie ; il est un autre syndrome dans lequel nous allons les retrouver, c'est le gigantisme.

Cela n'a rien d'étonnant si l'on accepte, ce qui semble prouvé à l'heure actuelle, que le gigantisme a des rapports étroits avec l'acromégalie et qu'il est comme elle sous la dépendance de l'hypophyse.

Brissaud et Meige ont bien montré que le gigantisme et l'acromégalie sont une seule et même maladie ou du moins, s'il s'agit de deux maladies nosographiquement différentes, la même cause semble provoquer l'une et l'autre et en diriger l'évolution. « L'acromégalie est le gigantisme de l'adulte, le gigantisme est l'acromégalie de l'adolescent. »

Wood Hutchinson arrive aux mêmes conclusions : pour lui l'acromégalie et le gigantisme sont simplement des expressions différentes d'un seul et même état morbide dont l'hypertrophie du corps pituitaire semble bien être la base commune.

Les travaux de Launois et Roy contribuèrent à faire accepter cette dernière conclusion. Ces auteurs classent les géants en deux types : les géants infantiles, qui ont comme principal caractère la persistance des cartilages de conjugaison et leur accroissement en longueur, les géants acromégaliques qui ont commencé en général par être des géants infantiles et qui, lorsque leurs cartilages épiphysaires s'ossifient, deviennent acromégaliques et s'accroissent en largeur.

Chez les uns comme chez les autres nous trouvons les mêmes troubles génitaux que dans l'acromégalie mais encore plus marqués, car la maladie a débuté avant la puberté ; on n'observera donc pas dans le gigantisme infantile la régression des organes mais le non-accroissement de ceux-ci.

Aussi le fait le plus généralement constaté chez les géants c'est leur *impuissance*. Ces faits avaient déjà été remarqués par les auteurs anciens. Changeux et Geoffroy Saint-Hilaire avaient signalé que chez la plupart des géants les organes génitaux ne dépassaient pas la normale et que l'érection était impossible ; dans certains cas même, il y a *infantilisme génital*. Chez un géant chinois examiné par Matignon, la verge était petite, les testicules petits, à peine des « haricocèles ».

Cette constatation est frappante dans l'observation de la géante Lady Aama, géante qui a pu être bien observée et autopsiée par Hutchinson.

Sa hauteur était de 2^{m},02 et dit-il « il n'y avait absolument rien de visible sur le tronc au-dessus du pubis qui indique le sexe, les glandes mammaires étant presque complètement absentes et la circonférence de la poitrine n'ayant que deux pouces (0^{m},05) en moins que celle des hanches. A l'autopsie les mamelons étaient aplatis et petits, leur dissection montra à peine la trace du tissu glandulaire et du ligament suspenseur. Mais l'anomalie la plus frappante fut trouvée dans les organes génitaux. Le mont de Vénus et les grandes lèvres étaient aplatis et peu développés ; le clitoris avait presque un demi-pouce de diamètre et était extrêmement proéminent avec de grands replis clitoridiens d'un pouce et demi (0,04) de longueur, présentant une ressemblance assez vraisemblable avec un petit pénis imparfaitement développé ; ce fut là sans doute l'origine des bruits courants, pendant la vie d'Aama, qu'elle était une hermaphrodite. Le vagin était petit et étroit, admettant à peine l'index ; l'utérus avait une longueur de un pouce un quart (0,032) et une largeur de deux tiers de pouce (0,02) environ, la taille et la forme de la dernière phalange du petit doigt; il pesait 2 drachmes. Les trompes de Fallope étaient difficiles à reconnaître et leurs extrémités abdominales n'avaient que 3 ou 4 fibres rudimentaires (aucune ne s'attachant à l'ovaire). Les ovaires étaient représentés par de petites masses granuleuses de la taille de l'ongle d'un doigt, adhérents à la face postérieure du ligament large. Notons en outre que la glande pituitaire était très augmentée de volume, la fosse pituitaire avait $0^{m},032$ de long sur $0^{m},039$ de large ; les thyroïdes étaient d'apparence normale, les capsules surrénales augmentées.

Cette observation est intéressante, car elle nous montre l'état infantile des organes génitaux en disproportion énorme avec la taille de cette géante.

Dans d'autres observations moins précises, on note également une absence de fonctionnement utérin qui se traduit par l'*aménorrhée*. C'est un signe presque constant et Simon Goulart parle déjà d'une jeune fille « gigantale qui avait grandi exagérément à la suite d'une fièvre quarte, qui à 25 ans n'avait pas encore ses flueurs et qui était un peu laide de visage, noire, d'esprit simple et grossier et tout le corps pesant ». Nous trouvons là indiquée l'adiposité que nous retrouvons dans un autre syndrome d'origine hypophysaire, le syndrome adiposo génital.

Syndrome adiposo génital. — C'est en 1901 que Fröhlich donna le nom de syndrome adiposo génital à un syndrome caractérisé essentiellement par de l'adiposité, des troubles génitaux et une tumeur hypophysaire. Cette maladie fut étudiée également par Bartels, en France par Launois et Roy. C'est surtout chez ces malades que l'hypophysectomie fut pratiquée.

Alors que le gigantisme est rare chez la femme, le syndrome de Fröhlich se rencontre au contraire plus fréquemment chez elle.

La tumeur hypophysaire se traduit par des signes de tumeur cérébrale, en particulier par une céphalée intense, par de la somnolence et par des troubles visuels caractérisés surtout par une hémianopsie temporale. — L'adiposité qui est constante dans cette forme est généralisée, superficielle et profonde, la peau est

« capitonée de graisse », elle ne garde pas l'empreinte du doigt et rappelle par bien des points le myxœdème auquel d'ailleurs elle peut s'associer (Sainton et Rathery). Parfois cette adipose est moins marquée, elle peut être localisée, mais elle n'est pas douloureuse comme dans la maladie de Dercum ; notons que dans plusieurs autopsies correspondant à cette maladie, on a trouvé des tumeurs hypophysaires (Burr, Dercum, Guillain et Alquier).

Mais c'est du côté des troubles génitaux qu'on rencontre des phénomènes intéressants et précoces. L'*infantilisme* et l'*absence de développement des caractères sexuels secondaires*, l'*impuissance* et la *frigidité* chez l'adulte, l'*aménorrhée* apparaissent souvent comme les premiers symptômes.

On remarque souvent une inversion des caractères sexuels : les hommes ont l'aspect et la voix féminine, un développement exagéré des seins; chez la femme au contraire la voix est rude et l'on constate des poils sur le ventre, de la moustache et de la barbe. Peut-être ces phénomènes sont-ils sous la dépendance de lésions secondaires de la partie corticale des surrénales comme l'a montré Apert.

Nanisme hypophysaire. — A côté du gigantisme, de l'acromégalie, du syndrome adiposo génital, on a encore individualisé un syndrome hypophysaire dans lequel il y a infantilisme avec arrêt de développement, bien que les cartilages épiphysaires ne soient pas ossifiés; c'est ce que Burnier a nommé le nanisme hypophysaire, ce que Chauvet appelle infantilisme hypophysaire.

Ce sont des malades qui sont petits, qui présentent rarement d'adiposité; il y a élargissement de la selle turcique, tumeur hypophysaire avec hémianopsie temporale, céphalée; les *organes génitaux sont en général atrophiés* et les caractères sexuels secondaires absents. Le *système pileux fait défaut aux aisselles et au pubis*; la voix est grêle et infantile.

Hueter a observé une naine de 42 ans, mesurant 1^{m},06, bien développée, mais qui n'avait jamais été réglée, les deux tiers de l'hypophyse étaient détruits par un processus tuberculeux, les autres glandes étaient petites mais normales, les ovaires relativement bien développés.

Dans le cas d'Uthoff, il s'agissait d'une femme de 20 ans, de 1m,43, dont la croissance s'était arrêtée, qui présentait de l'adiposité, de l'hémianopsie et de l'atrophie génitale; on trouva à l'autopsie un adénome de l'hypophyse.

Dans les observations de Cross, Levi, Lemann et van Wart, qui ont trait à des femmes de 22, 20, 24 ans dont la hauteur ne dépassait pas 1m,40 et qui avaient nettement des signes de tumeur hypophysaire, on note l'*aménorrhée,* l'atrophie génitale et l'absence de poils sur le pubis et aux aisselles.

Si dans certains cas on trouve des modifications macroscopiques portant sur d'autres glandes endocrines, dans d'autres il n'y a pas de modifications extérieures. Le traitement hypophysaire a donné parfois de bons résultats.

Tumeurs hypophysaires isolées. — Chez des malades porteurs de tumeurs hypophysaires sans acromégalie, ni gigantisme, les troubles génitaux ont été signalés.

Babinski a publié une observation ayant trait à une jeune fille de 17 ans qui n'était pas encore réglée et qui présentait un appareil génital infantile, elle avait un épithélioma hypophysaire.

·Les observations de Vigouroux et Delmas, de Raymond, de Curshing, Nazari ont trait à des hommes, mais les troubles génitaux organiques et fonctionnels sont de même ordre.

Hypophysectomie. — *L'hypophysectomie dans l'espèce humaine* a été tentée par Caton et Paul en 1893, mais elle ne fut pas menée jusqu'au bout. Il semble que ce soit Schloffer qui l'ait pratiquée pour la première fois en 1908. Toupet dans sa thèse de 1911 a pu en réunir 24 cas. C'est une opération grave, mais qui souvent a donné des améliorations et nous allons pouvoir citer quelques observations montrant les modifications provoquées dans les troubles génitaux par l'intervention.

Voici, par exemple, une observation résumée d'Hochenegg. Femme, 31 ans, acromégalique typique; arrêt des règles, chloros· céphalée, diplopie temporaire, voix rude, hypertrichose.

Après hypophysectomie, on constate la disparition de la céphalée, la réapparition des règles; amélioration remarquable dès le 10e jour. Six mois après, apparition d'un goitre, chute des poils anormaux. Deux ans après, la malade était en parfaite santé.

Une deuxième malade d'Hocheneeg, acromégalique également, présentait un arrêt des règles, de la céphalée, perte de la vue de l'œil gauche, voix rude, hypertrichose. Après son opération, on constate une disparition de la céphalée, une régression des symptômes acromégaliques, la chute des poils anormaux, l'apparition d'un goitre comme dans le cas précédent.

La malade d'Eiselsberg était une femme de 16 ans qui avait un syndrome de Fröhlich : adiposité, infantilisme, céphalée, hémianopsie, elle n'était pas réglée.

Après son opération, les règles apparaissent en même temps que la céphalée disparait et que la vision s'améliore.

Nous rapprocherons de ces faits les résultats obtenus par la *radiothérapie*. On sait que les rayons X ont une action destructive sur les éléments de nouvelle formation et que leurs irradiations provoquent l'atrophie des glandes (génitales, corps thyroïde, etc.). Nous pouvons donc considérer qu'ils provoquent une sorte d'hypophysectomie partielle, et rapprocher les résultats obtenus par la radiothérapie de l'hypophyse de ceux obtenus par l'opération.

Béclère eut l'occasion de soigner par les rayons X quatre cas de gigantisme ou d'acromégalie. Il conclut à une amélioration des symptômes, il insiste sur l'arrêt de croissance en longueur et en largeur obtenu et sur l'instauration des fonctions génitales : établissement des règles, développement des seins et des poils du pubis. Ces résultats sont intéressants au point de vue qui nous occupe.

Chez l'animal Chauvet a provoqué l'infantilisme en irradiant dans certaines conditions l'hypophyse.

L'*hypophysectomie expérimentale* n'a produit que peu de modification sur les organes génitaux, la survie étant de courte durée.

Cependant Ascoli et Legnani, ayant pratiqué 70 opérations, ont constaté un arrêt de la croissance, un retard dans l'ossification et de l'arrêt dans l'évolution des organes génitaux ; les femelles n'entrent plus en chaleur, les mâles montrent de l'indifférence ou de l'impuissance sexuelle, quelques-uns d'entre eux sont même atteints d'atrophie testiculaire.

Cushing a obtenu à peu près les mêmes résultats.

Ashner, ayant pratiqué l'hypophysectomie sur 52 chiens, a noté chez les jeunes un arrêt absolu de la croissance à partir du moment de l'opération; les organes génitaux demeurèrent infantiles, le corps tout entier présenta une certaine adiposité et conserva un aspect infantile, rappelant par beaucoup de points celui décrit par Burnier dans le nanisme hypophysaire. Chez les chiens adultes, l'ablation de l'hypophyse eut une action dépressive sur les glandes génitales (azoospermie, régression des follicules ovariens).

Étant donnée la mortalité énorme consécutive aux opérations et d'autre part l'importance du schock, plusieurs auteurs ont cherché à provoquer la suppression de la glande par un autre procédé, l'injection de *sérum hypophysotoxique*. Horsley, Masay ont expérimenté par cette méthode; les résultats sont comparables à ceux de l'hypophysectomie. Huit mois après injection de sérum, les animaux sont moitié moins grands que les animaux témoins appartenant à la même portée; de plus on remarque chez eux la persistance des cartilages de conjugaison avec des déformations osseuses et l'arrêt de développement des organes génitaux.

Action des extraits hypophysaires. — Les renseignements fournis au sujet de l'action des extraits hypophysaires sur les organes génitaux sont peu nombreux et contradictoires.

Nous avons vu que pour certains auteurs les extraits amèneraient plutôt un arrêt de développement; pour d'autres les modifications ne sont pas appréciables.

Parrhon et Golstein signalent chez les animaux soumis à l'opothérapie hypophysaire une atrophie des tubes séminifères, mais des résultats douteux pour l'ovaire.

Delille note qu'une lapine qui recevai. es injections intrapéritonéales d'extrait a pu être fécondée. Carraro, au contraire, a interrompu une grossesse en pratiquant des injections intraveineuses.

Exner, greffant plusieurs glandes pituitaires chez de jeunes rats, a vu augmenter la taille et apparaître l'adiposité.

2° ***Les modifications génitales retentissent sur l'hypophyse.***

Les faits que nous avons passés en revue nous montrent que les modifications de l'hypophyse retentissent sur l'appareil génital. Inversement, certains troubles de celui-ci peuvent à leur tour réagir sur l'hypophyse.

Les documents concernant l'espèce humaine sont peu nombreux sur ce sujet; les altérations de l'hypophyse sont souvent trop peu marquées pour influencer l'organisme et les troubles de sa sécrétion trop fugaces ou trop légers pour se traduire par les phénomènes cliniquement appréciables; ceux-ci d'ailleurs existent peut-être, mais nous ne savons pas encore les rapporter à leur cause.

Puberté. — Au cours de la puberté, il paraît logique de rapporter à un dysfonctionnement de l'hypophyse certains troubles de la croissance, certains retards dans l'établissement des règles s'accompagnant d'allongement ou d'élargissement des membres avec ou sans adiposité.

Brissaud et Meige ont décrit une forme d'*acromégalie transitoire* s'observant chez la plupart des adolescents à l'époque de la mue, adolescents qui se font remarquer « par de grands pieds, de larges mains, un nez volumineux, une voix indécise parfois grave et par des organes génitaux exubérants ».

De même, disent Launois et Roy, on pourrait décrire une sorte de *gigantisme passager* à l'âge ingrat se traduisant, non pas tant par l'excessive hauteur de la taille, que par le dysharmonieux développement du membre inferieur par rapport au développement du tronc, par un genu valgum simple ou double; ces éphèbes transitoirement échassiers, hypermacroskèles (Manouvrier) du genre peuplier (Landouzy) et dont le développement génital est troublé se rapprochent en tout point des géants infantiles; mais tandis que chez eux, le développement génital, se faisant normalement par la suite, la dysharmonie morphologique n'est que passagère, elle demeure permanente chez les dystrophiés géants et ils restent de grands enfants aux glandes génitales atrophiées conservant à l'âge adulte des cartilages juxta-épiphysaires encore fertiles.

Grossesse. — Pour ce qui est de la grossesse, nous avons des renseignements nécropsiques ou expérimentaux plus précis.

Tous les auteurs sont d'accord pour reconnaître au cours de la gestation une *hypertrophie de l'hypophyse*. Comte trouve à l'autopsie de 6 femmes enceintes la pituitaire hypertrophiée. Thaon, dans trois cas, trouve des glandes pesant 1^gr^,09, 1^gr^,25, 1^gr^,17. Cette hyperplasie portait surtout sur le lobe antérieur. Comte, Launois et Mulon signalent les mêmes résultats. Joris prétend que l'hypertrophie siège aussi sur le lobe postérieur (1).

L'examen histologique ne fait que confirmer les constatations macroscopiques ; la quantité de colloïde est augmentée. D'après Erdheim et Stumm, il existerait même dans la pars anterior des cellules spéciales volumineuses finement granuleuses auxquelles ils donnent le nom de cellules gravidiques.

Ces modifications de l'hypophyse peuvent dans certains cas se traduire par un des syndromes qui nous sont connus ; à ce point de vue une observation de Marek est très instructive.

Il s'agit d'une femme de 28 ans, qui vers la fin de sa première grossesse présenta des signes d'acromégalie typique avec glycosurie. Ces troubles disparurent après l'accouchement. Au cours d'une deuxième grossesse, les troubles furent moins marqués, il n'y eut pas de polyurie, pas de douleurs dans les membres, pas de fatigue ni de somnolence, mais le nez s'épaissit, la voix devint enrouée, les doigts, les orteils s'épaissirent mais moins qu'à la 1re grossesse. Six semaines après, les troubles avaient disparu, la voix était revenue, les doigts avaient diminué et la malade pouvait remettre ses bagues, il ne resta qu'un peu de prognatisme.

Erdheim et Stumm ont rapporté à un hyperfonctionnement de l'hypophyse l'épaississement des lèvres et des parties molles du nez qu'on constate souvent chez les femmes enceintes. Delille a remarqué, dans trois cas, une augmentation persistante du volum des doigts dû à la grossesse.

Castration. — Lorsque les glandes génitales sont complètement

(1) On trouve également une hypertrophie du corps thyroïde.

supprimées, c'est-à-dire lorsqu'on a opéré la castration, le retentissement sur la glande pituitaire est le même qu'au cours de la grossesse. Launois signalant une observation de Strumpel relative à une malade atteinte de syndrome adiposo génital qui avait subi l'ovariotomie auparavant, émet l'hypothèse que l'adiposité serait due à l'ablation des ovaires qui entraînerait des modifications dans les glandes à sécrétion interne, en particulier dans l'hypophyse. Cette hypothèse semble vérifiée par l'expérimentation et par certaines observations d'acromégaliques où les premiers symptômes de la maladie ont apparu quelques années après la ménopause.

Fichera a montré que le poids de l'hypophyse augmentait chez les lapines castrées. En comparant l'hypophyse du coq et du chapon, du taureau et du bœuf, il a constaté que le poids de la glande pouvait doubler chez les animaux castrés, et pour lui l'hypertrophie pituitaire expliquerait le gigantisme de certains châtrés. Ces modifications sont assez précoces puisque Barnabo trouve une hypertrophie nette 90 jours après l'opération.

Porrhon et Golstein, Périer ont obtenu les mêmes résultats chez la chatte ou la chienne.

3° *Conclusion.*

En résumé, lorsque la lésion hypophysaire a été primitive, gigantisme, acromégalie, syndrome de Fröblich, on trouve presque toujours des troubles de l'appareil génital, soit une atrophie, soit des modifications dans son fonctionnement. Il existe en plus des modifications des caractères sexuels secondaires. D'autre part, au cours de la vie génitale, puberté, grossesse, on a pu constater des syndromes hypophysaires. A la suite de la castration expérimentale l'hypophyse est toujours modifiée.

Comment interpréter ces faits? On ne peut pas nier qu'il y ait des rapports entre les deux glandes? Mais dans quel sens l'hyper ou l'hypofonctionnement hypophysaire se fait-il sentir.

La tendance actuelle est de considérer le gigantisme et l'acromégalie comme des affections consécutives à un hyperfonctionnement de l'hypophyse et en particulier de son lobe antérieur. L'hypofonctionnement serait au contraire à la base du nanisme hypophysaire et cette dernière hypothèse serait en conformité avec les résultats obtenus par Aschner, Fichera après hypophysectomie. Quant au syndrome adiposo génital il serait plutôt dû à l'hypofonctionnement du lobe postérieur.

On peut admettre que le lobe antérieur tient sous sa dépendance, probablement avec d'autres glandes, la trophicité du tissu cartilagineux et osseux, le lobe postérieur, la trophicité du tissu conjonctif non différencié comme le tissu graisseux, mais les deux lobes régissent le fonctionnement des organes génitaux.

Lorsque le trouble sécrétoire hypophysaire apparaît au moment de la croissance, s'il y a hyperfonctionnement l'appareil génital s'arrête dans son développement et le squelette s'accroit démesurément (la sécrétion ovarienne modifiée intervenant également dans cette croissance). Lorsque l'hyperfonctionnement hypophysaire apparait chez l'adulte, le squelette s'accroit en largeur, l'appareil génital ne fonctionne plus et régresse même. Dans le syndrome de Fröhlich l'hypofonctionnement pituitaire modifie la fonction ovarienne et l'arrête.

En somme, dans les maladies considérées comme dues à l'hyper ou à l'hypofonctionnement pituitaire, la sécrétion interne agit dans le même sens amenant l'hypofonctionnement génital. Ceci ne peut s'expliquer que si l'on admet que la sécrétion hypophysaire n'est pas modifiée dans sa quantité (en plus ou en moins) mais dans sa nature.

Dans ces affections en effet il y a presque toujours tumeur (adénome, sarcome, kyste, etc.), or on sait que toutes les tumeurs provoquent des modifications histochimiques; la composition du protoplasma n'est pas la même que celle du protoplasma normal. Il se produit des toxines dont l'action se traduit cliniquement par la cachexie cancéreuse; il est donc logique d'admettre que la sécrétion d'une glande modifiée par une tumeur soit elle-même anormale.

Cette sécrétion viciée a une action qui se traduit par des signes de régression et d'hypofonctionnement de l'appareil génital, l'arrêt des règles étant souvent le premier symptôme de ces affections. On comprend que dans ces cas l'hypophysectomie en supprimant la sécrétion viciée ait provoqué la réapparition des règles chez les malades d'Hocheneeg et d'Eiselberg.

Quant aux symptômes génitaux d'hyperfonctionnement normal, les faits observés par Ascoli et Legnani, par Ashner, nous portent à croire qu'ils sont constitués par un arrêt de développement et un arrêt de fonctionnement.

Les signes génitaux de l'hypofonctionnement normal ne peuvent être déduits *à priori* de l'étude des syndromes ou de l'expérimentation.

IV

Le dysfonctionnement hypophysaire fruste.

A côté des grands syndromes hypophysaires connus, on a séparé des syndromes, ou plutôt on a signalé des symptômes frustes correspondant à l'hyper ou à l'hypofonctionnement pituitaire ; nous allons voir s'il est possible d'isoler des formes de dysfonctionnement caractérisées principalement par des troubles génitaux, on pourrait les appeler des formes génitales du syndrome hypophysaire fruste. Nous verrons qu'elles ont des rapports étroits avec d'autres syndromes glandulaires auxquelles elles peuvent s'ajouter.

Hypohypophysie. — Renon et Delille ont donné comme signes d'insuffisance hypophysaire : l'hypotension ; la tachycardie ; les sensations pénibles de chaleur ; les sudations profuses ; l'oligurie ; l'anorexie ; l'asthénie ; les troubles de la nutrition (amaigrissement, dans certains cas obésité ; troubles trophiques divers) ; troubles psychiques ; insomnie ; troubles de la croissance (arriération physique et mentale) ; diminution de la résistance aux intoxications.

Hyperhypophysie. — Au contraire, ils donnent comme signes d'hyperhypophysie l'hypertension ; la polyurie ; la glycosurie ; les troubles de la nutrition (amaigrissement ; obésité, mais par action directe) ; processus hypertrophique du développement (gigantisme ; acromégalie) ; troubles psychiques ; somnolence ; presque constamment insuffisance génitale ; fréquemment hypothyroïdie.

Instabilité hypophysaire. — On pourrait également décrire une instabilité hypophysaire analogue à l'instabilité thyroïdienne ou ovarienne. Nous avons d'ailleurs signalé que la glande, à la suite d'un hyperfonctionnement intense, peut dégénérer et s'atrophier, réalisant un syndrome d'hypofonctionnement consécutif à l'hyperfonctionnement.

Nous croyons qu'à l'heure actuelle il est difficile de séparer aussi nettement les signes de l'insuffisance et de l'hyperfonctionnement hypophysaire; les troubles trophiques, les troubles de la nutrition sont souvent les mêmes dans l'un et l'autre cas. D'autre part certains de ces symptômes, comme l'insuffisance génitale, semblent appartenir aussi bien au nanisme qu'au gigantisme hypophysaire; l'adiposité peut se retrouver dans les divers syndromes.

La pathologie nous montre d'ailleurs que bien souvent les formes se succèdent et s'intriquent, le géant infantile devient presque toujours acromégalique, le nanisme hypophysaire peut s'accompagner d'adipose comme dans le syndrome de Fröhlich, et cette même adiposité se retrouve encore dans l'acromégalie.

A l'heure actuelle il semble plus logique de rapporter les faits observés à un dysfonctionnement de la glande sans préciser dans quel sens il s'est produit.

Formes génitales de la puberté. — A la puberté nous pensons qu'on peut rattacher à une origine hypophysaire certains retards de développement de l'utérus et l'établissement tardif des règles que l'on rencontre chez les jeunes filles dont l'aspect correspond à celui que Brissaud a décrit sous le nom d'*acromégalie transitoire*. Cet aspect se rencontre assez souvent et doit attirer l'attention.

Il en est de même du type beaucoup plus fréquent répondant au *gigantisme passager*; nous avons tous remarqué ces grandes filles aux membres trop longs, dont les seins sont peu développés, dont le bassin reste étroit et qui donnent l'aspect de grands garçons; ces jeunes filles qui ne sont pas réglées ont un utérus encore infantile, elles se plaignent de céphalées, de bouffées de chaleur; d'autres ont quelques pertes très espacées s'accompagnant de dysménorrhée avec céphalée et sueurs. Ce sont là très souvent des phénomènes hypophysaires et l'opothérapie les améliore.

Un autre type est celui de la jeune fille qui au moment de la puberté présente un faible développement de l'appareil génital ou chez laquelle les règles apparaissent très espacées, souvent douloureuses et souvent remplacées par un écoulement leucorrhéique ; leur corps conserve l'aspect potelé de l'enfance, le relief osseux ou musculaire disparait sous la graisse, le mont de Vénus infiltré fait saillie, les poils sont absents, la peau est blanchâtre, œdémateuse, la constipation est de règle et beaucoup de ces malades sur lesquelles notre maître, M. Dalché, a attiré l'attention et qui simulent le myxœdème ont probablement des troubles hypophysaires.

Formes de la ménopause. — A la ménopause, certains troubles génitaux relèvent de l'hypophyse. Mme Collard-Huard rapporte l'observation d'un cas de ménopause précoce (à la suite d'une grossesse), s'accompagnant de phénomènes divers, comme gonflement des mains et des pieds durant parfois 8 jours, de fatigue, de céphalée ; au moment des règles la langue s'œdématie, la malade trouve difficilement ses mots ; ces derniers phénomènes sont à rapprocher de ceux observés par Renon et Delille chez une malade qui devint acromégalique quelques années après une ménopause précoce et qui au cours d'un traitement hypophysaire vit sa langue s'épaissir, s'empâter et la céphalée augmenter. Cette hypothèse s'appuie sur les faits d'hyperplasie hypophysaire et même d'acromégalie que nous avons constatés au cours de la grossesse.

La ménopause précoce peut apparaître d'une manière progressive à la suite d'une maladie génitale ou d'une maladie aiguë ; les rèlges sont retardées, diminuées de volume, parfois l'écoulement est à peu près aussi abondant qu'avant, mais un long espace sépare les règles et elles s'accompagnent de douleurs dysménorrhéiques. C'est à cette période que « la femme s'empâte, perd ses formes, tantôt elle engraisse de partout et malgré son âge présente déjà l'embonpoint d'une vieille matrone, tantôt l'adipose se *localise* et de préférence dans les régions qui avoisinent la sphère génitale ; le siège, les hanches, le haut des cuisses, le ventre prennent une opulence disgracieuse, tandis que les bras et les jambes ne changent pas beaucoup ». Notre maître rapporte à l'hypoovarie cette forme de la ménopause, mais ces signes se rapprochent beaucoup de ceux du syndrome adiposo-génital et cette hypoovarie a pu être déclanchée par des modifications hypophysaires.

Evens rattache certaines adiposités de la ménopause à l'hypopituitarisme et l'hypophysectomie, l'opothérapie hypophysaire ont amené des modifications notables dans ces cas, améliorant non seulement l'adiposité, mais encore la fonction génitale et les troubles nerveux, dont la céphalée.

Formes céphalalgiques. — Il existe d'ailleurs une autre céphalée, la céphalée pubérale souvent en rapport comme l'a montré notre maître Dalché avec la dystrophie ovarienne combinée à une hypothyroïdie ; mais il a constaté que certaines céphalées de la croissance, faisant place à de véritables migraines, peuvent appartenir à l'hypophyse.

En présence de certaines d'entres elles à allure grave et qui ont fait poser le diagnostic de fausse tumeur cérébrale, il s'est demandé si le « déséquilibre ovarien et endocrinien ne provoquerait pas une poussée congestive sur l'hypophyse ou ne produirait pas sur l'hypophyse un trouble inconnu fonctionnel ou organique seul capable d'expliquer de telles céphalées ». Nous croyons que les données physiologiques et pathologiques nous permettent de répondre par l'affirmative.

Cette céphalée est parfois violente et tenace, elle est souvent bitemporale. Cushing se basant sur le fait qu'elle disparut dans deux cas, après incision de la capsule de la glande, admet qu'elle relève de la distension de l'enveloppe glandulaire.

Chauvet attire l'attention sur un symptôme singulier qu'il a retrouvé dans plusieurs observations : ce sont des « élancements dans les globes oculaires qui peuvent survenir en même temps que les céphalées pituitaires ou dans leur intervalle. Ils peuvent s'accompagner de douleurs à la pression des globes oculaires ». Ces céphalées ne ressemblent en rien à celles qu'on observe lorsqu'il existe une véritable tumeur pituitaire.

Rapports de la dyshypophysie et des autres dysfonctionnements glandulaires.

Nous sommes persuadés que beaucoup de troubles génitaux sont sous la dépendance directe ou indirecte de l'hypophyse. Pour vérifier cette pathogénie, on devra s'attacher en premier lieu à rechercher les autres symptômes traduisant le mauvais fonctionnement de l'hypophyse; en second lieu, comme nous le verrons plus loin, il faut essayer l'opothérapie pituitaire.

La recherche des signes de dyshypophysie sera parfois difficile, car parmi ceux-ci beaucoup sont communs aux autres glandes.

Comparons par exemple les signes d'hypofonctionnement des diverses glandes et notons : 1° que cliniquement tous les signes appartenant à une glande se trouvent rarement réunis chez le même sujet ; 2° que dans les cas d'instabilité on peut trouver des signes d'hyperfonctionnement associés à des signes d'hypofonctionnement, ce qui complique encore le problème.

INSUFFISANCE OVARIENNE	INSUFFISANCE THYROIDIENNE	INSUFFISANCE HYPOPHYSAIRE	INSUFFISANCE SURRÉNALE
Retard de développement.	id.	id.	Trouble de la croissance.
Infantilisme. . . .	id.	id.	id.
Aménorrhée. . . .	id.	id.	id.
Pâleur, bouffissure. .	Bouffissure de la face.	Epaississement des lèvres et du nez.	
Pseudo-myxœdème.			
Adiposité.	Adiposité.	id.	Disparition du tissu adipeux.
Constipation. . . .	id.	id.	
Céphalée.	id.	id.	
Insomnie.	Tendance au sommeil.	Insomnie.	
Asthénie.	id.	id.	id.

En examinant ce tableau on est frappé de voir que beaucoup des symptômes rapportés à l'insuffisance des différentes glandes sont comparables.

Prenons l'*appareil génital*; on voit que la castration amène l'atrophie de la vulve et des organes génitaux externes; elle influe sur la pilosité et le développement des caractères sexuels secondaires.

La thyroïdectomie provoque, lorsqu'elle est pratiquée dans le jeune âge, l'infantilisme de l'appareil génital; les caractères sexuels secondaires n'apparaissent pas ou se produisent comme s'il s'agissait du sexe inverse.

L'insuffisance hypophysaire entraine également l'infantilisme génital chez l'enfant et peut amener chez l'adulte l'atrophie des organes génitaux.

La surrénale peut agir de même ; Hutchinson, Apert ont insisté sur la chute des poils, la régression des caractères sexuels (arrêt des régles, atrophie des mamelles) qu'on constate à la suite de lésions atrophiantes de la couche corticale des surrénales (progeria d'Hutchinson).

Si nous examinons l'action des glandes endocrines sur la *croissance*, on se rend compte que la castration amène un développement exagéré du squelette des membres inférieurs ; les lésions de l'hypophyse provoquent le gigantisme ou au contraire le nanisme hypophysaire ; la thyroïdectomie produit le nanisme myxœdémateux et les lésions corticales surrénales le nanisme sénile type Variot.

Action comparable encore sur le *tissu graisseux*. L'adiposité apparait dans le syndrome adiposo génital ; elle se rencontre dans l'hirsutisme d'origine surrénal qui se caractérise d'après Apert par les trois éléments suivants : développement exubérant du système pileux, adiposité généralisée, trouble des fonctions génitales ; elle existe dans le myxœdème thyroïdien et fait encore partie des modifications qu'on constate chez la femme à la ménopause.

Chacune de ces glandes possède également une *action sur la circulation*, chacune possède une ou plusieurs substances hyper ou hypotensives et si ces dernières dominent dans la thyroïde dans l'ovaire ; l'hypophyse les surrénales ont une action inverse.

Elles ont encore des *ressemblances anatomiques*, les thyroïdes, les surrénales, l'hypophyse contiennent de la matière colloïde, de la graisse et (dans les deux dernières) du pigment.

Ces faits nous portent à croire que des troubles de même nature peuvent être provoqués par des glandes différentes. Parfois il est facile de retrouver la glande en cause du fait de la présence d'autres symptômes qui lui ressortissent ; mais beaucoup plus nombreux sont les cas où il existe, en plus des signes spéciaux à l'une d'elle, des signes qui proviennent du dysfonctionnement des autres glandes.

C'est ainsi que chez des acromégaliques on a pu constater de l'adiposité ou du myxœdème ; ces troubles sont-ils sous la dépendance de l'hypophyse ou sont-ils dus à une lésion associée de la thyroïde ? A l'autopsie de ces malades on a noté des lésions des deux glandes et on en a déduit que si l'acromégalie relevait de l'hypophyse, la lésion thyroïdienne avait amené le myxœdème. C'est de là qu'est née la conception des syndromes pluriglandulaires, syndromes frustes dans lesquels les symptômes correspondent à des lésions de plusieurs glandes et qui peuvent nécessiter une opothérapie pluriglandulaire.

Ces faits sont très nombreux, on peut même dire qu'ils sont la règle. A chaque fois qu'une glande close est lésée, il y a une réaction sur les autres; mais tandis que certains auteurs comme Claude et Gougerot estiment que les lésions observées « sont les effets simultanés d'une même cause », d'autres admettent au contraire que les modifications sont secondaires aux lésions de l'une d'elles.

Voici comment nous concevons l'enchaînement des faits. Il y a une altération primitive d'une glande à sécrétion interne. Cette altération peut être due à une tumeur : néoplasme, kyste, tuberculome. Elle peut être la conséquence d'un trouble de fonctionnement chez un dégénéré ou chez un individu d'hérédité tuberculeuse, syphilitique ou alcoolique.

La glande qui jusque-là présentait une sorte d'insuffisance latente va manifester cette insuffisance au moment de la puberté, à la suite d'une grossesse, à la ménopause ou après une maladie infectieuse. Dès ce moment la sécrétion va être modifiée, devenir insuffisante, exagérée ou viciée. Dans les trois cas les autres glandes vont réagir, élaborer une sécrétion différente de la normale qui à son tour et pour son propre compte va faire sentir ses effets sur l'organisme et sur la glande primitivement altérée.

Mais un problème se pose, les modifications de cette nouvelle glande lésée ont-elles pour but de remplacer la première? S'il y a insuffisance de l'hypophyse par exemple, on voit apparaître une hyperplasie thyroïdienne, cette hyperplasie doit-elle être considérée comme une suppléance vraie.

Nous ne le croyons pas; lorsque la destruction d'une glande a été totale, les fonctions spéciales à cette glande ne réapparaissent jamais. Dans un cas de myxœdème congénital par atrophie thyroïdienne on a pu trouver à l'autopsie une hypophyse, des surrénales en hyperplasie ; s'il y avait eu suppléance le myxœdème aurait dû diminuer à mesure que l'hyperplasie augmentait, or il n'en a rien été, les signes du myxœdème ont persisté identiques jusqu'à la mort (observation Roussy et Clunet).

D'autres constatations vont encore à l'encontre de l'hypothèse d'une suppléance. Dans le cancer thyroïdien qui s'accompagne d'excès de sécrétion interne (puisqu'il ne produit jamais de myxœdème et qu'il s'accompagne plutôt de Basedow). Clunet a trouvé des surrénales hyperplasiées et des lésions d'hyper et d'hypoplasie de l'hypophyse. Comme on le voit l'hyperthyroïdie a provoqué une réaction de même sens que dans le cas précédent, où il y avait une insuffisance thyroïdienne comme point de départ, mais l'examen histologique n'a dénoté ni dans le premier cas, ni dans le deuxième, une hyperplasie vicariante mais le dysfonctionnement.

En somme lorsqu'une glande endocrine est altérée, sa sécrétion modifiée va susciter des réactions diverses des autres glandes. Celles-ci, à leur tour, vont agir pour leur propre compte : elles pourront influencer la première glande lésée et pourront également agir sur l'organisme dans le même sens qu'elle.

Le système endocrinien forme un tout dont les éléments sont dans une interdépendance étroite, mais on ne peut pas dire que ces éléments peuvent se substituer les uns aux autres.

V

Les indications gynécologiques de l'opothérapie hypophysaire. Ses résultats.

D'après ce que nous venons de voir, étant donné que certains troubles génitaux peuvent dépendre de l'hypophyse nous sommes en droit d'employer l'opothérapie hypophysaire en gynécologie.

Celle-ci peut agir sur l'organisme par divers mécanismes.

1° Elle peut être *substitutive* et remplacer la sécrétion qui fait défaut; c'est un mode d'action qui a été envisagé pour le corps thyroïde, car il existe dans la glande une assez grande quantité de colloïde tout formé; il n'en est pas de même pour d'autres glandes qui sécrètent au fur et à mesure des besoins (1). L'hypophyse semble être du nombre, tout au moins elle ne contient qu'une très petite quantité de produit.

2° Aussi est-ce plutôt par une action *homostimulatrice* que l'opothérapie hypophysaire agit; elle amène en effet une hyperplasie de la glande homologue qui s'explique par ce fait qu'elle trouve tout préparés les produits dont elle a besoin pour élaborer sa sécrétion. La médication hypophysaire augmente la sécrétion de la glande.

3° Il semble que dans certains cas l'opothérapie amène une *régularisation* de la sécrétion; c'est ainsi que la poudre de thyroïde améliore les symptômes de la maladie de Basedow.

---

(1) Roger a montré qu'à la suite d'une chute de pression provoquée expérimentalement, les capsules surrénales présentent immédiatement une hypersécrétion pour combattre l'hypotension.

4° Un mode d'action non moins important est celui des *hormones*. Baylis et Starling ont donné ce nom à des produits de sécrétion interne qui vont influencer à distance une autre glande et déclancher son action. L'hormone la plus typique est la sécrétine qui apparaît dans le duodénum au passage du chyme acide et qui par l'intermédiaire du sang fait sécréter le pancréas. Il est logique d'admettre qu'il existe des hormones semblables dans l'hypophyse.

5° L'opothérapie peut agir encore comme un *médicament*; on utilise alors une ou plusieurs propriétés des produits, propriétés hémostatiques, diurétique, entérocinétique. Delille à ce sujet dit que l'extrait « élève la tension artérielle, ralentit le pouls, augmente la diurèse, supprime les sensations de chaleur et les sudations, profuses, améliore l'appétit et le sommeil, fait disparaître l'asthénie, atténue certains troubles mentaux, exerce sur la nutrition ainsi que sur le développement en général et sur le développement osseux et musculaire en particulier, une action stimulatrice très nette et enfin a probablement un rôle antitoxique ». Ces effets doivent être connus pour éviter de considérer comme des accidents ou des signes d'intolérance (diarrhée, pâleur, etc.) des phénomènes qui sont une conséquence normale de propriétés physiologiques de l'extrait.

6° Il est des cas enfin où il est difficile d'expliquer les effets observés, mais il faut « avant tout tenir compte des résultats de l'expérience sans trop s'embarrasser parfois des interprétations théoriques » (Dalché).

L'opothérapie hypophysaire sera donc indiquée en gynécologie dans les cas où les signes génitaux font partie d'un syndrome hypophysaire (acromégalie, nanisme hypophysaire) mais ces affections sont en général produites par des tumeurs que l'opothérapie ne peut modifier. D'autre part on ne sait pas très bien si c'est à un hyper ou à un hypofonctionnement que ces affections sont dues; la thérapeutique devra donc être prudente car elle a parfois aggravé les symptômes acromégaliques (Obs. Renon et Delille), parfois au contraire elle a été suivie d'amélioration.

Lorsque les signes génitaux seront seuls ou associés à des troubles qui peuvent être rapportés à l'insuffisance hypophysaire, comme l'abaissement de la pression, l'insomnie, l'anorexie, etc., on est en droit d'essayer l'opothérapie hypophysaire seule ou associée aux autres extraits glandulaires.

L'emploi successif ou simultané donne en général de meilleurs résultats que l'opothérapie unique ; d'après Fiessinger elle rétablirait mieux la dépendance des phénomènes. L'association hypophyse surrénale doit être évitée car ces deux produits ont une même action sur la pression et une action brutale ; dans la pratique elle a donné de mauvais résultats.

Nous étudierons les effets des extraits hypophysaires dans les syndromes ovariens ; dans les syndromes pluriglandulaires, dans les troubles de la menstruation, les maladies utero-ovariennes et enfin dans d'autres états qui se rattachent par certains côtés à la physiologie ou à la pathologie génitale.

Hypoovarie. — L'hypoovarie comme on le sait peut provenir de diverses causes, des causes locales qui ne nous retiendront pas, des causes générales parmi lesquelles l'hérédité joue un grand rôle et si chez certaines femmes ce « sens génital » diminué a quelque chose de familial et d'inexpliqué, chez d'autres l'hypoovarie est la conséquence d'une hérédité tuberculeuse, syphilitique ou alcoolique.

Cette origine est intéressante pour nous, car ces infections ou ces intoxications peuvent léser non seulement l'ovaire mais les autres glandes et en particulier l'hypophyse.

Si bien qu'à côté de l'hypoovarie primitive, il existe une hypoovarie secondaire à des troubles fonctionnels des autres glandes endocrines.

Nous avons vu en étudiant la physiologie de l'hypophyse que cette glande avait des rapports intimes avec l'ovaire, elle agit sur la trophicité des organes génitaux et les infantiles hypophysaires sont aussi des infantiles génitaux ; dans les cas même où le reste du corps s'est développé normalement ou exagérément les glandes sexuelles sont restées déficientes, c'est pourquoi à côté de l'insuffisance ovarienne d'origine thyroïdienne ou surrénale il existe une insuffisance ovarienne d'origine hypophysaire qui peut bénéficier de cette opothérapie.

Aussi, lorsque la *puberté est tardive,* ou lorsque les règles n'apparaissent que tous les deux ou trois mois, chez une jeune fille dont les organes génitaux sont peu développés et dont les caractères de la féminité sont peu marqués, le traitement ovarien devra être essayé, mais les résultats seront supérieurs si on combine à l'ovaire de l'extrait thyroïdien ou de l'hypophyse. Cette opothérapie sera surtout indiquée lorsque les phénomènes d'hypoovarie s'accompagneront de ce développement exagéré du squelette, de ce gigantisme passager dont nous avons parlé.

D'autres fois on se trouve en présence de jeunes filles à l'aspect luxuriant, mais les lèvres sont épaisses, la figure est bouffie, le teint peu coloré ; elles donnent une impression d'empâtement, de mollesse, les règles sont à peine marquées ou remplacées par des pertes blanches souvent douloureuses. Elles éprouvent des sensations pénibles de chaleur, des sueurs, le pouls est rapide et la pression est faible. De semblables sujets sont très améliorés par la médication hypophysaire associée à l'ovaire.

L'anoréxie, l'asthénie, le manque de sommeil qu'on rencontre dans l'hypoovarie sont encore des phénomènes qui peuvent relever de l'insuffisance hypophysaire et qui commanderont une opothérapie associée.

La *ménopause* est une phase de la vie féminine qui s'accompagne elle aussi de troubles hypophysaires. Nous avons vu, en effet, qu'elle provoque des modifications de la glande pituitaire. L'acromégalie apparaît fréquemment à cette époque, il en est de même du syndrome adiposo génital.

A la ménopause, la femme s'empâte, l'adipose envahit la totalité du corps, parfois au contraire la graisse se localise au ventre, dans les régions qui avoisinent la sphère génitale. Nous pensons que cette adipose localisée relève de troubles hypophysaires, aussi conseillons-nous l'hypophyse dans ces cas. Elle améliore en même temps certains troubles cardiaques comme la tachycardie ou les états subasystoliques relevant d'un myocardite chronique ; elle modifie également les troubles dyspeptiques avec constipation qu'exagèrent le prolapsus graisseux de l'abdomen.

Il en est de même de certaines *céphalées* qui ne sont d'ailleurs pas l'apanage de la ménopause et qu'on constate encore à la puberté. Ces céphalées, dont nous avons parlé plus haut, qui sont exagérées au moment des règles, qui revêtent parfois une forme grave avec paroxysme, s'accompagnant de douleurs bitemporales et d'élancements dans les yeux (St. Chauvet) doivent être dans certains cas rapportés à une sorte de congestion hypophysaire. Si l'opothérapie ovarienne seule est insuffisante, la combinaison ovaro-hypophysaire nous donnera des résultats.

Dans tous les cas, la médication devra être employée avec ménagement. Si certains des symptômes signalés sont en effet sous la dépendance de l'hypopituitarisme et bénéficient d'une opothérapie de substitution, d'autres sont peut-être en rapport avec une hyperplasie ou même un dysfonctionnement hypophysaire; l'hypophyse pourra régulariser la sécrétion, mais elle pourra aussi exagérer les symptômes; c'est pourquoi les doses faibles sont indiquées.

Un autre facteur doit entrer en ligne de compte lorsqu'on veut instituer un traitement endocrinien, c'est la pression sanguine. En présence d'une pression élevée, il vaudra mieux s'abstenir de l'emploi de l'hypophyse ou tout au moins il faudra le surveiller attentivement de façon à arrêter le traitement au cas où l'hypertension augmenterait. Cette considération est générale quels que soient les symptômes auxquels l'opothérapie s'adresse.

Hyperovarie. — L'hyperovarie survient surtout au moment de la *puberté*, les premières règles sont précoces, abondantes, elles durent 8 à 10 jours et se reproduisent à chaque époque avec les mêmes caractères; parfois même elles sont suivies de véritables métrorragies et s'accompagnent de douleurs.

Nous verrons plus loin en étudiant les métrorragies et les dysménorrées les résultats que nous a donné la médication hypophysaire.

Nous dirons dès maintenant que ces divers phénomènes sont grandement améliorés par l'opothérapie hypophysaire; la physiologie de la glande, l'aménorrée des hypertrophies hypophysaires, des acromégales, l'atrophie génitale constatés dans les divers syndromes pituitaires nous montrent que l'hypophyse a surtout une action frénatrice sur l'ovaire, aussi est-ce là que les résultats sont les plus remarquables.

Notons qu'on pourra avoir recours à des doses fortes si elles sont bien tolérées, car nous désirons obtenir une action inhibitrice et non régulariser le fonctionnement de la glande.

Instabilité ovarienne. — Il n'en est pas de même dans l'instabilité ovarienne. L'ovaire est en effet dans un état de déséquilibre momentané : il faut éviter les incitations trop violentes dans un sens comme dans l'autre. Les doses minimes mais longtemps continuées auront une action régulatrice.

On commencera le traitement par la poudre d'ovaire à laquelle on adjoindra l'extrait thyroïdien ou l'extrait hypophysaire suivant qu'on désirera stimuler l'ovaire ou modérer son action.

Syndromes pluriglandulaires. — Parmi les syndromes pluriglandulaires dans lesquels la sécrétion ovarienne est modifiée, on sera toujours en droit d'utiliser la médication hypophysaire concurremment avec les extraits thyroïdiens ovariens ou surrénaux. On sera guidé dans leur emploi par les symptômes dominants, mais, comme le dit M. Dalché, on peut faire « l'essai de préparations diverses sans trop s'attacher à des considérations théoriques : tel extrait glandulaire donnera les meilleurs résultats alors qu'on n'aurait pu s'y attendre ».

Chez certains malades ayant du *pseudo-myxœdème*, malades à la figure ronde, aux lèvres épaisses, aux yeux bouffis, chez lesquels l'œdème s'associe à une véritable adipose localisée ou généralisée, l'hypophyse combinée à la thyroïde modifiera heureusement leur état surtout lorsque ces sujets présentent en outre des hémorragies génitales.

Dans les *syndromes basedowiformes* apparus à la puberté et évoluant chez des malades dont la menstruation est pauvre et douloureuse, coïncidant avec un développement incomplet de l'appareil génital, la poudre de thyroïde à faible dose ou mieux l'hémato-éthyroïdine donnent de bons résultats. Dalché, Claude ont obtenu de notables améliorations avec l'hypophyse.

Troubles de la menstruation. — C'est dans les troubles de la menstruation que l'opothérapie hypophysaire a donné les meilleurs résultats.

Dysménorrhées. — Il existe parmi les *dysménorrhées* une forme sur laquelle Bouilly et Dalché ont insisté, dysménorrhée essentielle due vraisemblablement à une hypotrophie ovarienne cliniquement inappréciable qu'on rencontre chez des femmes jouissant d'une bonne santé, l'opothérapie thyroïdienne les améliore. Chez d'autres sujets nerveux plutôt aménorrhéiques, chez lequels l'ovulation est pénible et s'accompagne de douleurs menstruelles et abdominales, c'est plutôt la poudre d'ovaire qui est indiquée. Mais dans les deux cas l'hypophyse amène une sédation très marquée des phénomèmes douloureux.

Il en est de même lorsqu'on se trouve en présence des *dysménorrhées intermenstruelles*. M. Dalché prescrit l'hypophyse dès la fin des véritables règles et la continue jusqu'à la terminaison des fausses règles. Jayle emploie les injections sous-cutanées d'extrait d'hypophyse. L'un et l'autre ont obtenu des résultats très nets.

Bab est, croyons-nous, le premier qui ait employé l'hypophyse dans les *métrorragies*, il utilise les injections sous-cutanées de pituitrine. C'est également aux injections que Jayle eut recours.

Ces injections ne sont pas douloureuses, elles sont en général bien supportées; cependant ce dernier auteur a constaté chez des femmes amaigries, un peu chétives, des phénomènes légers d'intolérance. Souvent la malade pâlit et présente de la céphalalgie et de l'insomnie; aussi commence-t-il le traitement par des doses correspondant à un huitième de lobe postérieur. Il augmente jusqu'à un demi-lobe.

Nous avons eu surtout recours à la poudre d'hypophyse, mais lorsque les injections sous-cutanées ont été utilisées nous n'avons pas constaté les phénomènes signalés par Jayle. Les coliques ressenties par les malades ne doivent pas être mises sur le compte de phénomènes d'intolérance, c'est là un effet normal de l'hypophyse, comme nous l'avons vu en étudiant la physiologie de cette glande.

Pour Bab, la pituitrine réussirait même lorsque l'hydrastis, l'ergotine, la stypticine auraient échoué. Il la recommande non seulement dans les endométrites, métrites ou ménorragies qui sont dues à une hyperactivité ovarienne, mais aussi dans les hémorragies résultant d'affections inflammatoires des annexes, de la présence de myomes ou de kystes de l'ovaire.

Il rapporte 30 cas de métrorragies où l'injection de pituitrine a arrêté l'hémorragie; dans 10 cas au bout de 1 jour; dans 11 cas au bout de 2 jours; dans 7 au bout de 4 à 8; 2 cas furent sans résultat. Dans 4 cas l'hémorragie récidiva; dans 6 il se produisit après quelque temps d'arrêt une faible perte de sang.

Il eut en outre des résultats remarquables dans les hémorragies résultant des myomes; chez une malade de 47 ans 4 centimètres cubes de pituitrine firent cesser une hémorragie qui durait depuis deux semaines et demie.

Il concluait qu'on avait dans la pituitrine un produit dont les indications thérapeutiques, dans les cas d'hémorragie, méritaient un examen approfondi.

Jayle a obtenu des résultats semblables avec les injections de liquide hypophysaire Choay. Les effets obtenus sont « la diminution et assez souvent l'arrêt complet des pertes blanches, jaunes ou rouges, la diminution ou la cessation des douleurs vagues dites rhumatismales des membres, la suppression des caillots dans les règles; relativement aux règles elles-mêmes, il a noté ordinairement leur diminution, exceptionnellement leur avance, quelquefois leur régularisation.

Nous citerons deux de ses observations, l'une ayant trait à une métrorragie durant depuis 3 mois, l'autre à une hémorragie post abortum.

Observation I (Jayle). — Métrorragie depuis trois mois.

R..., 25 ans, III pare, réglée à 15 ans.

Vient parce qu'elle perd du sang rouge tous les jours depuis trois mois. Aucune douleur abdominale. Douleurs de reins et céphalée depuis dix jours.

Durant sept jours, injection quotidienne d'une demi-ampoule d'extrait hypophysaire. L'hémorragie a presque entièrement disparu après la première, et définitivement après la troisième. La céphalée et les maux de reins ont disparu très rapidement.

Observation II (Jayle). — Hémorragie post abortum.

H..., 26 ans. Fausse couche de un mois en fin décembre 1913. Hémorragie du 15 janvier au 16 février; du 10 au 16 février, caillots comme le poing.

Du 16 au 28 février, 6 injections sous-cutanées. Amélioration immédiate, puis disparition complète de l'hémorragie.

M. Dalché et nous-mêmes avons eu l'occasion d'employer l'hypophyse dans différents cas de métrorragie, c'est à la poudre d'hypophyse que nous avons eu recours seule ou associée à d'autres traitements.

Observation III. — Métrorragies virginales.

Suzanne S..., âgée de 15 ans, entre à l'hôpital le 1er juillet 1915 pour des pertes rouges qui durent depuis un mois et qui ont continué ses règles.

Les premières règles datent de décembre 1914 et les trois premiers mois elles sont arrivées à époque fixe, durèrent 8 jours, étaient assez abondantes mais sans caillots, elles n'étaient pas douloureuses.

Le 4e mois (mars 1915), les règles ont été peu abondantes et ont été remplacées par des pertes blanches.

Le 5e mois (avril), quelques gouttes de sang, pertes blanches abondantes.

A la fin de mai, règles très abondantes qui se continuèrent pendant tout le mois de juin et qui persistent à l'heure actuelle.

Examen de la malade. — Elle présente les caractères de la sexualité féminine, le système pileux est normal, les seins sont développés.

Le teint est cireux, les muqueuses sont décolorées, les cheveux sont abondants, la thyroïde est petite.

On ne relève aucun symptôme d'hémophilie.

Traitement. — A son arrivée dans le service on lui donne de la poudre de thyroïde 0gr,035 par jour les 2, 3 et 4 juillet et on porte la dose à 0gr,07 jusqu'au 12 juillet ; on y ajoute 4 grammes de chlorure de calcium pendant deux jours.

Les pertes se sont complètement arrêtées.

Le traitement est continué jusqu'au 18 juillet; le 19 août, la malade va très bien et sort de l'hôpital.

Elle entre de nouveau dans le service le 17 juillet 1916.

Depuis qu'elle a quitté le service elle a eu des alternatives de règles très abondantes avec quelques règles normales ou même une ou deux retardées.

Mais les trois dernières périodes ont été d'une profusion extrême, les dernières règles furent douloureuses et depuis un mois la perte est continuelle avec caillots et écoulement considérable.

La jeune fille a changé, elle est pâle et anémiée, cependant son corps est transformé dans des proportions étonnantes. Les seins ont augmenté de volume, les cuisses sont devenues volumineuses comme chez une femme de trente ans.

M. Dalché diagnostique une poussée de croissance avec poussée parallèle sur les organes génitaux.

Le traitement institué consiste en applications de glace sur le ventre, en injections fraîches; l'ergotine est donnée d'abord à l'intérieur puis en piqûres jusqu'au 29 juillet.

Les pertes diminuent mais persistent, on donne alors par jour *3 cachets d'hypophyse Choay*, qui font disparaître les métrorragies ; on continue des cachets jusqu'au moment des règles c'est-à-dire le 16 août.

Les règles persistant encore, le 23 on injecte de l'ergotine, on met de la glace sur le ventre ; quelques tamponnements à la gélatine ou au sérum antidiphtérique sont faits.

Les pertes s'arrêtent et le traitement hypophysaire est repris le 11 septembre à raison de 3 cachets par jour jusqu'au 19 novembre, date à partir de laquelle la malade n'est plus revue.

Pendant cette dernière période, non seulement les pertes ne se sont plus manifestées, mais il y a même eu retard dans les règles.

Cette observation est intéressante car elle montre que l'hypophyse qui avait peu modifié les règles d'août 1916 (le traitement ne durait que depuis 15 jours) a non seulement régularisé les règles mais les a même retardées. L'hypophyse semble avoir refréné l'activité ovarienne.

OBSERVATION IV. — Métrorragies virginales.

Mich., âgée de 20 ans, entre le 8 mars pour des hémorragies menstruelles et intermenstruelles.

Rien à signaler dans les antécédents héréditaires ou dans les antécédents personnels.

La malade eut ses premières règles à 14 ans, elles durèrent 11 jours, furent abondantes et indolores ; les suivantes durèrent 8 jours.

Depuis ce moment et pendant 5 ans, la malade dit avoir perdu chaque jour un peu de sang dans l'intervalle des règles qui étaient abondantes, avec caillots, mais non douloureuses.

Anémiée, elle prit des vins fortifiants, du cacodylate de soude, de la poudre d'ovaires.

Au bout de ces cinq années, elle ressentit de violentes douleurs dans la région lombaire et dans le ventre, douleurs que le médecin qui la vit attribua à de la congestion ovarienne.

La malade fut mise au lit pendant 8 mois, les douleurs disparurent, les pertes de sang furent intermittentes mais les forces diminuèrent, la malade devint exsangue, elle ressentit des maux de tête et présenta de la fièvre chaque soir.

Un curettage fut pratiqué, les hémorragies intermenstruelles disparurent, les règles devinrent normales et les forces revinrent ; cet état se maintint pendant 6 mois.

Depuis août dernier les règles sont de nouveau abondantes et des métrorragies intermenstruelles durant une huitaine de jours ont réapparu, c'est pourquoi elle vient consulter le 8 mars.

La malade est une femme petite, aux membres grêles ; le système pileux, les seins sont normalement développés. Il n'y a rien autre à signaler si ce n'est qu'elle se plaint de palpitations, son pouls est à 112 ; elle est habituellement constipée.

Le traitement hypophysaire est institué. — La malade est déjà très améliorée au début d'avril, et revue fin mai, elle déclare qu'elle n'a plus eu de pertes et que ses règles se sont rétablies normales.

Observation V. — Ménorragies virginales.

Marguerite Cos..., 16 ans, entre à l'hôpital pour des pertes de sang abondantes.

Sa mère est tuberculeuse et son père éthylique, 4 de ses frères sont morts de méningite.

La malade est une arriérée, elle fut réglée pour la première fois il y a 3 mois ; ses règles (mars) durèrent trois semaines, elles furent abondantes et douloureuses. Les secondes durèrent presque tout le mois de mai ; quant aux troisièmes elles apparurent le 8 juin et la malade entre le 13 dans le service.

On lui fait des applications de glace sur le ventre, on donne des douches plantaires froides et la malade prend *3 cachets de poudre d'hypophyse* tous les jours.

Le 18 juin, les pertes sont arrêtées.

Le 20 juin, elles reprennent, le traitement hypophysaire est suspendu, des injections d'émétine sont pratiquées.

28 juin. — Les pertes ont été peu modifiées par l'émétine.

5 juillet. — Les pertes sont arrêtées.

29 juillet. — Les règles ni les pertes n'ont reparu. La malade ne prend plus que de la gélatine, elle prétend souffrir du ventre.

5 août. — Quelques apparences de règles, suintement depuis 4 jours.

7 août. — Aucun écoulement, les pertes sont arrêtées et la malade sort le 16 août.

Observation VI. — Métrorragies de la puberté et de la grossesse.

Marcelle Per..., 19 ans, entre à l'hôpital le 26 octobre pour des métrorragies abondantes.

Sa mère a eu 15 enfants (deux grossesses gémellaires), onze enfants sont morts de méningite.

La malade a été réglée à 12 ans, ses deuxièmes règles ont eu lieu cinq mois après. Depuis elle perd deux fois par mois abondamment.

A dix-sept ans elle eut ses premiers rapports et devint enceinte.

Pendant les quatre premiers mois de sa grossesse, elle perd pendant deux jours tous les vingt jours, elle entre dans le service où on constate sa grossesse et elle est dirigée vers une maternité. Les pertes continuent jusqu'à son accouchement (avril).

Quarante jours après elle perdit abondamment et depuis ses règles viennent irrégulièrement.

Il y a quinze jours elle eut de violentes douleurs et expulsa de gros caillots noirs.

A son entrée dans le service on lui applique de la glace sur le ventre, on donne des injections d'eau froide et *trois cachets d'hypophyse* qui sont continués tous les jours.

Les pertes s'arrêtent le 4e jour et ne reparaissent plus jusqu'au moment de ses règles (16 novembre) qui sont normales comme quantité et comme durée.

Observation VII. — Congestion ovarienne.

Forg..., 20 ans, entre à l'hôpital pour des métrorragies le 19 juin 1914.

Réglée à 12 ans. De 12 à 18 ans les règles sont régulières sauf un arrêt de trois mois à treize ans. Elles sont abondantes, contiennent des caillots, ne sont pas douloureuses et durent cinq à six jours.

A seize ans, la malade grandit rapidement, elle pèse 70 kilogrammes.

Vers 18 ans, les règles sont plus abondantes, durant dix à quinze jours.

Après avril 1913, les règles durent de 18 à 20 jours, les premiers jours l'écoulement est abondant comme au moment des règles, puis c'est un suintement quelquefois avec caillots.

La malade se marie en novembre 1913. En novembre et décembre les règles sont venues à leur date mais en janvier 1914 elle a 20 jours de retard, elle perd de gros caillots et vient consulter à l'hôpital.

Le 22 janvier on pratique des injections de $0^{gr},01$ puis de $0^{gr},03$ d'émétine puis de $0^{gr},06$. Le 1er février, les hémorragies sont arrêtées.

L'examen génital montre une antéflexion marquée ; dans les culs-de-sac latéraux on trouve de petites tuméfactions, mollasses qui semblent être les ovaires congestionnés.

De février à mai, les règles se produisent toutes les six semaines pendant huit jours.

A partir de ce moment les pertes sont continuelles. Du 12 au 17 on lui fait cinq piqûres de $0^{gr},02$ d'émétine. Pas de résultat.

La pression prise au Pachon est de $Mx = 12$ $Mn = 8$.

La malade accusé une céphalée légère siégeant an niveau des régions occipitales et frontales ; de temps en temps elle a des bouffées de chaleur, de la rougeur à la face. On remarque une tendance à l'hypertrichose, elle est habituellement constipée.

A l'examen du cœur on trouve un souffle systolique aux principaux foyers, souffle liquidien.

Le 19 juin on lui fait une application de glace sur l'abdomen, ergotine et on prescrit *3 cachets d'hypophyse* par jour. Les hémorragies vont en diminuant pour disparaître complètement vers le huitième jour.

Leucorrhée. Hydrorrhée. — Sous l'influence du traitement hypophysaire, les écoulements leucorrhéiques disparaissent ou s'atténuent.

L'hydrorrhée est considérablement modifiée et à ce point de vue l'observation suivante qui concerne une malade du service de M. Dalché est démonstrative.

Observation VIII. — Hydrorrhée utérine.

Mor..., 32 ans, vient à la consultation le 13 mai parce que depuis 6 mois, elle perd continuellement par les voies génitales un liquide clair ayant quelque ressemblance avec de l'urine.

La malade qui est d'un tempérament névropathique a été réglée à 13 ans avec difficulté, règles abondantes et douloureuses.

A 18 ans, accouchement pénible.

A 20 ans, fièvre typhoïde.

A 24 ans, elle fut opérée d'une grosssesse extra-utérine.

A 30 ans, elle subit une hystérectomie totale.

Six mois après, elle remarque qu'elle perd de « l'eau ». C'est un liquide clair transparent qui empèse le linge et qui coule d'une façon presque continue.

M. Dalché qui pratiqua l'examen de la malade s'assura que le liquide n'était pas de l'urine, il n'y avait pas de fistule vésico-vaginale, d'ailleurs l'hydrorrhée est apparue longtemps après l'opération, d'autre part le liquide vient bien du col utérin. En somme on a affaire à une hydrorrhée provenant vraisemblablement de lésions d'endométrite de la portion du col qui reste.

La malade est soumise à des injections de liqueur de Labarraque, et prend par jour *deux cachets d'hypophyse* à 0^{gr},10.

Au bout du 4e jour la malade cesse de perdre. A la suite d'un voyage de douze heures, l'écoulement reparaît, le 23 mai, mais il n'est plus de même nature, c'est une leucorrhée jaunâtre, plus épaisse, ce n'est plus l'hydrorrhée du début, c'est une perte blanche. L'hypophyse est continuée.

8 juin. — La leucorrhée est très épaisse, elle est due à un certain état d'endométrite.

22 juin. — La leucorrhée a été supprimée pendant plusieurs jours, mais est revenue à la suite de fatigues. On fait un tamponnement au sérum antidiphtérique.

6 juillet. — La malade va très bien ; elle ne perd presque plus.

17 août. — On donne quelques pilules d'ergotine et on prescrit des douches plantaires froides.

14 septembre. — La malade a cessé tout traitement, il n'y a plus d'hydrorrhée.

Maladies utéro-ovariennes. — Dans les *métrites* et dans les *salpingo-ovarites*, l'hypophyse tarit les écoulements et atténue les douleurs ; elle agit également sur la constipation qui est presque toujours la règle dans ces affections. Nous rapporterons quelques observations de Jayle ayant trait à ces malades.

Observation IX (Jayle). — Métrite, ovarite double, pelvipéritonite double, paramétrite.

M..., 23 ans. Réglée à 17 ans. Métrite avec hypertrophie énorme du col, ovarite double plus marquée à gauche, paramétrite et pelvipéritonite.

Du 12 janvier au 13 février, 10 injections sous-cutanées d'hypophyse. Amélioration immédiate des douleurs et des pertes. Les règles de janvier ont duré trois jours seulement. A la sixième injection, les douleurs avaient complètment disparu. Le col s'est amélioré mais n'est pas guéri et un traitement à l'air chaud est institué.

En mars, l'amélioration se maintient, on fait une injection tous les six jours.

En fin mars se trouve très bien. A eu ses règles deux fois depuis le début du traitement : elles ont été moins abondantes et n'ont pas fatigué la malade comme auparavant,

Observation X (Jayle). — Pelvipéritonite sans grosses lésions.

V..., 25 ans. Douleurs très fortes, surtout à droite (on a fait le diagnostic d'appendicite, de salpingite, d'abcès). Nervosisme.

Du 27 janvier au 14 mars, 11 injections sous-cutanées. Amélioration marquée des douleurs. Disparition totale des pertes blanches (qui étaient peu abondantes). Les dernières règles ont été très réduites après 10 injections.

Dans les *fibromes*, l'opothérapie hypophysaire n'influence guère l'état anatomique de l'organe, il en est de même dans la sclérose utérine ou dans la fibromatose diffuse, mais cette médication agit efficacement sur les hémorragies et les douleurs. Il en serait de même d'après Jayle dans le cancer utérin.

Nous avons traité par l'extrait hypophysaire Choay une malade présentant à la ménopause des hémorragies dues à un utérus fibromateux. Voici cette observation.

Observation XI. — Métrorragie. Utérus fibromateux.

Gal..., 48 ans, entre le 11 juin 1914 pour des métrorragies.

Elle a été réglée à 13 ans, règles normales en durée et en quantité.

Trois grossesses suivies d'accouchements normaux.

Il y a six semaines, la malade eut la grippe et les règles qui devaient venir à cette époque furent retardées de huit jours, l'émission sanguine persiste depuis, s'améliorant légèrement par le repos au lit.

A l'examen, on constate un utérus fibromateux en antéflexion.

A partir du 19, on injecte 0gr,02 d'émétine par jour pendant 3 jours sans aucun résultat.

Du 21 au 28, on fait quotidiennement une piqûre 1cm3 d'*extrait d'hypophyse total Choay*, l'amélioration est nette et les pertes sont arrêtées.

Nous signalerons au sujet de cette malade le fait suivant. Nous avons employé au début des injections d'émétine, 0gr,02 par jour. Nous avons pris la pression au Pachon avant et après; les modifications étaient insensibles.

Lorsque nous eûmes recours aux injections d'hypophyse les pressions étaient $Mx = 17$ $Mn = 9$ avant l'injection. Après l'injection, Mx descendait à 16 et même à 14 et Mn à 8 et 7.

Ces constatations qui semblent contredire les données des physiologistes s'accordent avec l'opinion de Claude Baudoin et Porak qui soutiennent que l'hypophyse « exerce sur le myocarde des sujets normaux une action dépressive qui compense et au delà les influences hypertensives ».

Ces faits confirment ce que nous disions précédemment à savoir que toutes les fois qu'on institue un traitement hypophysaire, surtout chez des femmes qui sont près de la ménopause, il est bon de suivre, appareil en main, les modifications de pression produites par la médication.

Maladies diverses. — A côté des affections utéro-ovariennes, il est d'autres états qui tiennent par certains côtés à la physiologie et à la pathologie génitale et qui peuvent bénéficier de l'opothérapie hypophysaire.

Nous avons déjà signalé qu'à la ménopause certains symptômes dus à un affaiblissement du myocarde étaient améliorés par l'hypophyse.

Il en est de même pour les *tachycardies* d'origine thyrovarienne et les tachycardies à paroxysme, assez fréquentes à la ménopause ; les bouffées de chaleur, les crises de sueur sont également atténuées.

L'obésité de la ménopause peut être modifiée par la poudre d'hypophyse et Hutinel la conseille associée à la thyroïde dans l'*obésité infantile.*

Dans la *myasthénie,* l'opothérapie hypophysaire a donné de bons résultats. Nous rapporterons une observation de Delille et Vincent

(Th. de Delille) qui concerne une malade dont la myasthénie a été consécutive à des phénomènes génitaux.

OBSERVATION XII (résumée). — Delille et Vincent. *Soc. Neur.*, 7 février 1907. — Myasthénie bulbo-spinale.

Malade réglée à 15 ans, règles abondantes.

A 19 ans, les règles sont plus fréquentes, elles sont précédées de bouffées de chaleur et suivies de fatigue et de faiblesse.

Huit mois après (juillet 1906), les règles sont toujours très abondantes, la voix est changée; sensation de chaleur, sudation abondante des mains ; la malade est sans force.

En août, légère amélioration coïncidant avec un retard de règles de quinze jours.

En septembre, règles pénibles d'une abondance extrême, l'asthénie augmente, la malade a de l'anorexie, elle est constipée et présente des sueurs.

En octobre, elle entre dans le service de M. Babinski, le pouls est à 120, la pression 14 et 15. Il existe de la parésie et de l'asthénie au niveau des divers muscles. Tous les symptômes sont aggravés et la malade est obligée de rester au lit.

8 novembre. — Traitement hypophysaire $0^{gr},20$ et ovarien $0^{gr},40$.

10 novembre. — Pression 18, pouls 68.

Janvier. — La pression est de 22, puis décroît jusqu'à 16 et ne descend pas plus bas sauf au moment des règles.

Celles-ci ont changé de caractère. Abondance et durée sont devenues normales, il y a eu des retards considérables (en novembre, trois semaines; quinze jours pour la menstruation suivante), elles n'ont provoqué ni douleurs, ni exacerbation de l'asthénie, l'appétit est bon, constipation peu marquée; les sensations de chaleur n'ont pas tardé à disparaître.

Le 2 février, l'amélioration était complète et voyant que la pression restait à 14 et 18, huit jours après les dernières règles, on donne l'extrait hypophysaire seul qui fait remonter la pression à 16.

En mai 1907, le traitement a été suspendu, les règles étaient normales, la santé générale excellente.

Au début de 1908, la guérison persistait.

Delille interprétant cette observation conclut que l'hypophyse a augmenté la pression, ralenti les battements cardiaques, fait disparaître les sensations de chaleur, augmente l'appétit. D'autre part soit grâce à l'hypophyse seule soit plutôt grâce à son association à la poudre d'ovaire les règles ont subi des modifications aussi heu reuses que remarquables.

Interprétation des résultats. — Comment interpréter les résultats obtenus par la médication hypophysaire ?

Dans les syndromes d'hypoovarie d'origine hypophysaire il est logique d'admettre que l'extrait pituitaire stimule l'hypophyse insuffisante ou régularise sa fonction; il ramène ainsi l'équilibre des sécrétions et supprime de l'organisme certaines toxines qui nuisent au développement de l'ovaire.

Lorsque l'hypoovarie a été primitive et qu'elle a troublé secondairement la sécrétion hypophysaire, non seulement les médications ovariennes et hypophysaires agiront sur les glandes respectives mais encore leur combinaison rétablira le jeu normal des réactions qui existaient entre elles.

Dans l'hyperovarie, il semble que l'hypophyse agisse directement sur l'ovaire, en l'inhibant partiellement; cette action est comparable jusqu'à un certain point à l'action de la radiothérapie.

La disparition des métrorragies dépend de la même cause, elle s'explique encore par l'action spéciale de la sécrétion hypophysaire qui augmente la coagulabilité du sang, et qui fait contracter les fibres utérines et les vaisseaux.

Dans les maladies utéro-ovariennes, les dysménorrhées, l'hypophyse provoque par les contractions utérines une sorte de massage de l'organe, facilitant sa nutrition et contribue à rétablir sa fonction.

Il se surajoute encore dans tous les cas une action indirecte de l'hypophyse par l'intermédiaire de l'ovaire ou des autres glandes dont elle réveille ou redresse la sécrétion et partant leur action propre.

Quel que soit le mécanisme envisagé, on peut conclure que l'opothérapie hypophysaire seule ou associée rend de grands services dans les hypotrophies génitales de la puberté, dans les métrorragies, dans les poussées congestives pelviennes, les dysménorrhées et dans de nombreux états à point de départ génital.

VI

La médication hypophysaire.

Règles à suivre. — Avant de prescrire l'opothérapie hypophysaire comme d'ailleurs toute opothérapie, il est nécessaire d'examiner le cœur de sa malade, de prendre sa pression, de rechercher s'il existe une lésion rénale, d'analyser les urines ; après quoi si en dehors des troubles génitaux on constate des signes qui peuvent relever d'un fonctionnement troublé de l'hypophyse on est en droit d'employer la médication.

Si on est en présence d'un syndrome pluriglandulaire on recherchera d'après la date d'apparition des symptômes quelle est la glande qui semble primitivement lésée, l'opothérapie sera de même nature ; si les résultats sont négatifs ou peu marqués, on associera la ou les médications glandulaires intéressées.

L'apparition de signes d'hyperfonctionnement d'une glande nous arrêtera dans l'emploi de l'opothérapie correspondante à moins qu'on ne puisse neutraliser ces effets par l'emploi d'un autre produit : si la poudre d'hypophyse provoque des signes d'insuffisance thyroïdienne on peut l'associer à la poudre d'ovaire.

Dans tous les cas, les doses du début doivent être faibles pour apprécier la tolérance de l'organisme et les réactions de la pression artérielle. Les doses successives semblent avoir de moins en moins d'effet, on pourra donc les augmenter dans la suite.

Produits employés. — Les produits employés sont de différente nature.

La *glande fraîche* n'est guère employée à cause des difficultés qu'on aurait à se la procurer.

Les *extraits secs* sont utilisés le plus couramment, ils se donnent sous la forme de pilules, de tablettes ou mieux de cachets.

Les *produits liquides injectables* sont des macérations diverses obtenues par des méthodes variables, nous en reparlerons plus loin.

On peut employer des extraits de *glande totale*, de *lobe postérieur* ou de *lobe antérieur*. Le lobe postérieur correspond à peu près au 1/5 du lobe antérieur, au 1/6 de la glande totale. Il semble le plus actif et c'est surtout lui qu'on emploie ou la glande entière.

Doses. — Les doses à employer sont de $0^{gr},10$ à $0^{gr},40$ pour l'extrait total dont $0^{gr},80$ correspondent à une glande fraîche de bœuf. Il faut éviter de donner des doses fortes qui risquent d'amener l'épuisement de la glande. On prescrit la poudre par prises de $0^{gr},10$ à $0^{gr},20$ une demi-heure avant le repas.

Si on emploie l'extrait de lobe postérieur il faut diminuer les quantités car son action est plus marquée à poids égal que celle de l'extrait total.

Quant aux produits liquides injectables, la dose varie suivant le produit ; elles doivent correspondre au maximum à un demi-lobe postérieur.

Voie d'introduction. — La voie d'introduction n'est d'ailleurs pas indifférente : l'*ingestion* est le procédé le plus employé mais il est le moins actif, l'action du suc gastrique sur certains principes n'est pas niable ; on sait que l'adrénaline est presque inactive par cette voie et que les sérums antitoxiques perdent une telle proportion d'activité que cet usage est à rejeter (Carnot).

Les *injections intramusculaires* sont plus actives et lorsqu'on peut employer cette méthode, c'est elle qu'on doit préférer bien qu'elle ait ses inconvénients, les extraits pouvant contenir des albumines étrangères et provoquer des accidents sériques ou anaphylactiques.

Quant à l'*injection intraveineuse,* elle peut être dangereuse à cause de la brutalité de son action et aussi parce que ses propriétés coagulantes peuvent provoquer une thrombose ou des embolies.

Variabilité des produits. — En dehors de cette différence d'action due à la voie d'introduction nous voudrions attirer l'attention sur les effets variables qu'on peut obtenir chez un même sujet suivant la préparation employée.

La glande fraîche n'a pas les mêmes propriétés que la glande sèche. John Macolm a montré en étudiant les échanges azotés et phosphorés que, tandis que la glande fraîche augmente l'excrétion de l'azote et du phosphore, la glande sèche a un effet contraire.

L'extrait sec est celui qui, de par sa préparation, est le plus comparable à lui-même. Une fois desséché il peut être stérilisé. Cependant son activité peut dépendre également du temps qui s'écoule entre la récolte et la dessiccation. Il se passe des phénomènes d'autolyse qui modifient le produit. Garnier et Thaon utilisant une macération à des intervalles variant de 6 heures à trois jours constatent que la toxicité passe de 2 grammes d'hypophyse fraîche par kilogramme d'animal à 0gr,09.

Chamagne arrive à des conclusions analogues ; il prétend que cette toxicité est en rapport avec les lipoïdes et qu'en enlevant ces derniers on évite ces inconvénients ; mais on enlève également des produits utiles si l'on en croit Iscovesco qui a isolé du lobe antérieur de l'hypophyse un lipoïde qui augmente l'appétit, agit sur la croissance des jeunes sujets et excite les capsules surrénales, le cœur et les reins.

Pour les *extraits injectables* les différences entre les produits sont encore beaucoup plus considérables ; ils dépendent de différents facteurs.

La glande est mise à macérer soit dans l'eau salée, soit dans la glycérine. Elle peut être traitée en cours d'opération par des agents divers : alcool, chloroforme. Chacun de ces produits modifie les principes actifs de la glande.

D'après Thaon l'extrait de lobe postérieur obtenu par broyage et macération dans le sérum physiologique est plus toxique que celui obtenu par macération sans broyage. Hallion et Carrion ont montré que la macération éthérée ou alcoolique est beaucoup moins active sur la pression que la macération saline.

Le rendement des extraits glycérinés est très élevé mais la glycérine a une action propre qu'il faut connaître ; elle est douloureuse, elle abaisse la pression et provoque un certain degré d'excitation médullaire. A doses élevées elle peut donner de l'hémolyse, des hématuries (Carnot).

Au cours de la préparation de ces produits certains opérateurs font intervenir des solvants divers; or nous avons vu qu'on a justement profité de la solubilité ou de l'insolubilité de certains principes dans l'alcool ou l'éther pour séparer des hypotensines ou des hypertensines. On comprend dès lors les modifications apportées par ces solvants sur la composition d'un produit qui à la prétention de se rapprocher le plus possible de la glande fraîche.

Ces produits injectables sont stérilisés; certains procédés comme la stérilisation par les rayons ultra-violets préconisée par Lematte modifient peu les produits; il en est d'autres dont l'action n'est pas indifférente. La chaleur modifie les composés albuminoïdiques et l'on connaît la thermolabilité de principes comme l'alexine ou les sensibilisatrices. La filtration sur bougie et sous pression d'acide carbonique n'est pas toujours utilisable, d'autre part ce procédé fait disparaître dans le liquide filtré un certain nombre de propriétés comme on l'a remarqué pour les sucs digestifs ou les sérums antitoxiques.

Comme on le voit les produits commerciaux aux noms variés et nombreux d'hypophysine, de rétropituine, de glanduitine, de pituglandol, vaporol, etc., ne sont pas comparables entre eux, car ils correspondent à des modes de préparation différentes. Il serait à souhaiter qu'on unifie les modes de préparation. D'autre part on devrait indiquer non seulement la correspondance entre l'extrait et le poids de glande fraîche mais surtout l'équivalence physiologique (activité de p gramme d'extrait = activité de p' gramme d'organe frais).

Principes actifs isolés. — On a cherché dans un but scientifique et aussi pour remédier à cette variabilité dans les produits, à isoler les principes actifs contenus dans l'hypophyse, comme on l'a fait pour les surrénales en isolant l'adrénaline. Il serait très avantageux en effet d'avoir un produit chimique défini qu'on pourrait utiliser dans des conditions de dosage et de précision absolus.

Reichert de Buenos-Ayres aurait isolé un principe actif cristallisé qui produit l'action cardio-vasculaire, qui est diurétique et qui renforce les contractions de la vessie et de l'utérus.

Houssay et Beruti ont utilisé un produit semblable, Baudoin a également isolé un produit cristallisé. Bovin et Ancel, qui contestent ces résultats, ont pu extraire l'hormone sécrétée par l'hypophyse à l'état de combinaison argentique cristallisée.

Fühner, en opérant comme pour l'extraction des alcaloïdes, isole quatre produits.

Le premier possède l'action typique des extraits pituitaires sur la pression sanguine, mais sur l'utérus et sur la respiration son action est faible.

Le deuxième a une forte action sur la pression sanguine, sur l'utérus et sur la respiration.

Le troisième a une action puissante sur la pression et sur la respiration, c'est lui qui a l'action la plus énergique sur l'utérus.

Le quatrième a une faible action sur la pression sanguine et la respiration, une action puissante sur l'utérus.

Fühner aurait encore isolé quatre produits cristallisables qui n'ont aucune action sur la pression sanguine, la respiration et les contractions utérines. Ces produits sont utilisés en solution au millième, un centimètre cube correspond à un milligramme de produit et à 0gr,20 de glande.

Parisot et Mathieu ont étudié le mélange de substances cristallisées retiré de l'hypophyse par Fühner, ils ont comparé ses effets à ceux de la pituitrine, du pituglandol et d'un extrait fait extemporanément; le produit de Fühner semble le moins toxique.

Nous ferons une remarque au sujet de tous ces produits : c'est que pour pouvoir dire que ce sont des produits chimiques déterminés, il faut qu'on les obtienne cristallisés, que l'analyse leur reconnaisse une composition déterminée, des propriétés chimiques toujours les mêmes, que leurs propriétés physiques : solubilité, point de fusion, soient connus. Ce n'est qu'à cette condition qu'on peut parler de principes chimiques définis, or beaucoup des produits isolés ne répondent pas à ces conditions.

Extraits de lobes séparés. — Nous avons considéré les extraits où les principes isolés comme provenant de la glande entière ou du lobe postérieur, puisque, jusqu'à ces dernières années, on a considéré que seul ce lobe était actif. — Mais si les hypothèses qu'on a faites sont vraies, à savoir que le lobe antérieur aurait une influence sur la croissance, le lobe postérieur une action sur la polyurie, la polydipsie, l'obésité, les troubles cardio-vasculaires; il y aurait peut-être intérêt à utiliser des extraits de lobes séparés.

Il en est de même pour certaines actions qu'on voudrait obtenir seules; pour n'en citer que quelques exemples, nous rappellerons que le lobe antérieur retarde la coagulation, tandis que le lobe postérieur la favorise. — Pour Falta et Hamburger, le lobe antérieur serait surtout hypotenseur, le lobe postérieur hypertenseur. Pour Houssay et Beruti, seul ce dernier lobe aurait une action entérocinétique. Il y aurait lieu de voir en ce qui concerne la sphère génitale s'il n'y aurait pas une différence d'action des deux lobes.

Toxicité. — Quel que soit le produit employé, il n'y a pas à craindre de phénomènes d'intoxication, car les extraits hypophysaires sont très peu toxiques. Hallion et Alquier ont pu faire absorber à des lapins pendant longtemps 0gr,40 d'extrait par jour; d'ailleurs pour les faibles doses il s'établit une sorte d'accoutumance (Renon et Delille). La première injection peut s'accompagner chez l'animal de polyurie, de somnolence, de parésie du train de derrière, mais ces accidents sont de courte durée.

Le lobe antérieur ne semble pas toxique. Comte et Curti lui accordent même une action préventive contre la toxicité du lobe postérieur. En somme, l'extrait hypophysaire aux doses habituelles n'est pas toxique.

Il se produit parfois chez les femmes maigres chétives des phénomènes légers d'intolérance (Jayle) à la suite d'injections intramusculaires. Après l'injection, la malade pâlit, présente quelques coliques, ce sont là d'ailleurs des phénomènes physiologiques dus aux propriétés de l'extrait; il faut les surveiller sans y attacher trop d'importance. « La céphalalgie, l'insomnie, la fatigue peuvent suivre la première injection » (Jayle).

Contre-indications. — Les seules contre-indications à l'emploi de la médication hypophysaire sont une pression déjà élevée et l'existence de lésions rénales, Thaon ayant montré que l'injection de doses fortes chez l'animal provoque des hématuries et des lésions de glomérulo néphrite.

Reims, janvier 1918.

Conclusions.

La physiologie et la pathologie nous montrent qu'il existe des rapports étroits entre l'hypophyse d'une part et les organes génitaux d'autre part.

1° Les lésions de l'hypophyse ont un retentissement direct ou indirect sur le développement et le fonctionnement de l'appareil utéro-ovarien qu'on trouve toujours modifié dans les syndromes où la sécrétion de l'hypophyse est modifiée.

2° Inversement les altérations de l'appareil génital féminin provoquent des réactions du côté de la glande pituitaire.

3° Les propriétés des extraits hypophysaires nous autorisent à employer leur action au cours des troubles génitaux isolés ou associés à des symptômes qu'on peut rapporter à un dysfonctionnement hypophysaire.

4° La médication hypophysaire seule ou combinée aux autres médications opothérapiques est indiquée dans les métrorragies dues à l'hyperovarie, à une congestion ovarienne ou aux troubles de la ménopause.

Elle modifie heureusement les dysménorrhées, les névralgies abdominales d'origine utéro-ovarienne. Elle diminue les sécrétions, les hydrorrhées. Enfin elle améliore de nombreux états pathologiques à point de départ génital.

5° Plusieurs facteurs peuvent modifier les effets obtenus avec les extraits hypophysaires : la voie d'introduction dans l'organisme, les différentes méthodes de préparation des produits qu'il y aurait lieu d'uniformiser.

BIBLIOGRAPHIE (1)

Achard et Desbouis. — Insuffisance glycolitique hypophysaire et adrénalinique. *Soc. Biol.*, mars 1913.

Ancel et Bovin. — Sur un procédé d'isolement de la substance active du lobe ant. à l'état de combinaison argentique cristallisée. *Soc. Biol.*, janvier 1914.

Anosoff. — Contribution à l'étude du traitement des hémorragies chez les ictériques. *Soc. des chirurgiens de Moscou*, mars 1914.

Apert. — La portion corticale de la capsule surrénale ; ses relations physiologiques et pathologiques avec le cerveau et avec les glandes génitales. *Presse Médicale*, 1911.

Aschner. — Sur les rapports entre l'hypophyse et les organes génitaux. *Arch. für gyn.*, 1912.

Ascoli et Legnani. — Les conséquences de l'extirpation expérimentale de l'hypophyse. *Münch med. Woch.*, 1912.

— *Journal de physiologie et de pathologie générale*, 1912-13.

Bab. — Traitement de l'ostéomalacie par l'extrait d'hypophyse. *Soc. império-royale des médecins de Vienne*, juin 1911.

— *Wiener klin. Woch.*, n° 27, 1911.

Baudoin. — Sur le principe actif de l'hypophyse. *Soc. Biol.*, mai 1913.

Beco. — Recherches cliniques sur l'action cardiotonique et diurétique de la pituitrine. *Académie royale de médecine de Bruxelles*, nov. 1913.

Berge et Pagniez. — A propos des injections d'ext. hypophysaire dans le diabète insipide. *Soc. méd. hôp.*, avril 1914.

Bernard (Claude). — Leçons sur les propriétés physiologiques et les altérations pathologiques des liquides de l'organisme. Paris, 1859.

Biologie Médicale, 1909. Le syndrome hypophysaire.

---

(1) Cette bibliographie volontairement réduite ne comprend que les travaux récents ou non signalés dans les thèses de Thaon, Delille, Rousselot, et dans le mémoire de Chauvet (St.). Ce dernier en particulier contient une bibliographie très complète.

CAMUS et ROUSSY. — Hypophysectomie et atrophie génitale expérimentale. *P. M.*, 1913.
— — Diabète insipide et polyurie dite hypophysaire. *P. M.*, 1914.
— — Hypophysectomie et glycosurie expérimentale. *Soc. Biol.*, février 1914.
CARNOT, RATHERY, DUMONT. — Acromégalie avec diabète, *Soc. méd. hôp.*, 1913.
CHAMAGNE. — Quelques considérations sur la toxicité des produits employés en opothérapie et en particulier sur la thyroïde. *16e Congrès internat. de méd. Buda-Pest.*
CHAUVET. — L'Infantilisme hypophysaire.
CHOAY. — Des extraits opothérapiques, mode de préparation, rendement. Posologie, activité diasthésique. *Thèse*, 1911.
CLAUDE et PORAK. — Sur l'action hypotensive de certains extraits hypophysaires. *Rev. gén.*, *P. M.*, janvier.
— — De l'action cardio-vasculaire de l'ext. hypophysaire dans les états d'insuffisance surrénale aiguë. *Soc. biol.*, mai 1913.
— — et BAUDOIN. — L'épreuve des extraits hypophysaires dans les syndromes basedowiens. *Soc. méd. hôp.*, 1914.
CLUNET et JONNESCO. — Le pigment du lobe post. de l'hypophyse. *Soc. biol.*, 1910.
DALCHÉ. — Opothérapie, puberté, glandes endocrines, 1915.
DELILLE. — L'hypophyse et la médication hypophysaire. *Thèse*, 1909.
DUNAN. — Du rôle de l'hypophyse dans la nutrition. *Thèse Paris*, 1914.
EISELSBERG. — La chirurgie de l'hypophyse. *Association chirurgicale américaine*, 1910.
FALTA et NOWACZYNSKI. — L'excrétion de l'acide urique dans les affections de l'hypophyse. *Berlin. klin. Woch.*, 1912.
FÜHNER. — *Journal de physiologie et pathologie générale*, 1913.
— *Deutsch. med. Woch.*, 1913.
GLEY. — Les sécrétions internes. Baillière, 1914.
GOUGET. — Nouvelles recherches sur les fonctions de l'hypophyse. *P. M.*, 1910.
— La tolérance pour les hydrates de carbone dans ses rapports avec le lobe post. de l'hypophyse. *P. M.*, 1911.
HALLION. — Sur la diminution de la pression sanguine pulmonaire déterminée par l'extrait rétropituitaire. *Soc. biol.*, avril 1914.
HAUCH et MEYER — *Archives mensuelles d'obstétrique et de gynécologie*, octobre 1912.
HOUSSAY et BERUTI. — Sur l'emploi de la médication hypophysaire comme agent entérocinétique. *P. M.*
HOUSSAY. — Action comparée de l'adrénaline et du principe actif du

lobe post. de l'hypophyse sur les organes à muscles lisses. Quelques considérations sur les relations de l'hypophyse avec le système nerveux. *Revista del circula medico argentino*, avril 1912. *Revista de la sociedad medica argentina*, avril 1911.

JAYLE. — L'opothérapie hypophysaire en gynécologie. *P. M.*, avril 1914.

LAIGNEL-LAVASTINE. — Contribution à l'étude des hyperplasies glandulaires de l'hypophyse. *21e Congrès des aliénistes et neurologistes*, 1911.

LAUNOY. — L'appareil thymo-thyroïdien. *Thèse* d'agrég. pharm., 1914.

LAGANE. — Médication hypophysaire. *P. M.*, 1912.

LEMATTE. — Stérilisation des liquides opothérapiques par les rayons ultra-violets. *Soc. méd.* Paris, 1914.

LEREBOULLET et Faure BAULIEU. — Effet de l'opothérapie hypophysaire sur la polyurie du diabète insipide. *Soc. méd. hôp.*, mars 1914.

LEVI (Léopold) et WILBORTS. — Hypophyse et système pileux. *Soc. biol.*, 1912.

LIVON et PEYRON. — Les énergies hypophyso-glandulaires. *Acad. méd.*, avril 1912.

MAREK. — Un cas d'acromégalie gravidique. *Zentralblatt f. gyn.*, 1914.

MEYER. — Un cas d'affection hypophysaire avec diabète insipide. Strasbourg. *Soc. méd.*, 1912.

PARISOT et MATHIEU. — Les substances extraites du lobe post. de l'hypophyse. Etude comparative de leurs effets. Action des extraits du lobe post. de l'hypophyse sur les organes à fibres musculaires lisses. *Soc. biol.*, fév. 1914.

RENNIE. — Endothéliome de la glande pituitaire avec infantilisme. *The bristish med. journ.*, 1912.

ROGER. — Quelques recherches récentes sur les fonctions des capsules surrénales. *P. M.*, 1917.

RÖMER. — Les relations entre l'hypophyse et le diabète insipide. *Deutsch. med. Woch.*, 1914.

ROUSSELOT. — Essai sur les relations de l'hypophyse et de la thyroïde. *Th.*, 1909.

SALMON. — Le syndrome infundibulaire dans un cas de tumeur du 3e ventricule. *P. M.*, oct. 1917.

— La fonction du sommeil, 1910, Vigot.

SCHÆFER. — Structure et fonction de la glande pituitaire. *Proceedings of the roy. soc. of. medicin.*, mai 1913.

SICARD. — Syndrome adiposo génital. *Soc. méd. hôp.*, 1913.

SICCARDI et LOREDAN. — Action des extraits d'organes sur les fibres musculaires lisses des vaisseaux. *Acad. de méd. de Padoue.*

SIMMONDS. — Mort par disparition de l'hypophyse. *Deutsch. med. Woch.*, fév. 1914.

SPIRO. — Contribution à l'étude de l'histologie de l'hypophyse. *Soc. méd. chir. de Pavie*, 1913.

THAON. — L'hypophyse à l'état normal et dans les maladies. *Th.*, 1907.

TURENNE. — L'extrait hypophysaire dans la pratique obstétricale. *Annales de gynécologie et obstétrique*, 1913.

VAISSIÈRES. — Etude sur l'extrait d'hypophyse en tant qu'agent ocytocique. *Thèse Paris*, 1912.

WEILL. — Action coagulante de l'extr. de lobe post. de l'hypophyse. *Soc. méd. hôp.*, avril 1913.

WEILL et BOYÉ. — Action différente des lobes hypophysaires sur la coagulation du sang. *P. M.*, 1909.

WELLS. — *The journal of biolog. ch.*, 1910.

WILLIAMS. — Sur l'action de l'extrait de glande pituitaire. *Soc. æsculapienne de Londres*.

WOOD HUTCHINSON. — *New-York med. journ.*, mars 1898.

TABLE DES MATIÈRES

CHARTRES. — IMPRIMERIE DURAND, RUE FULBERT

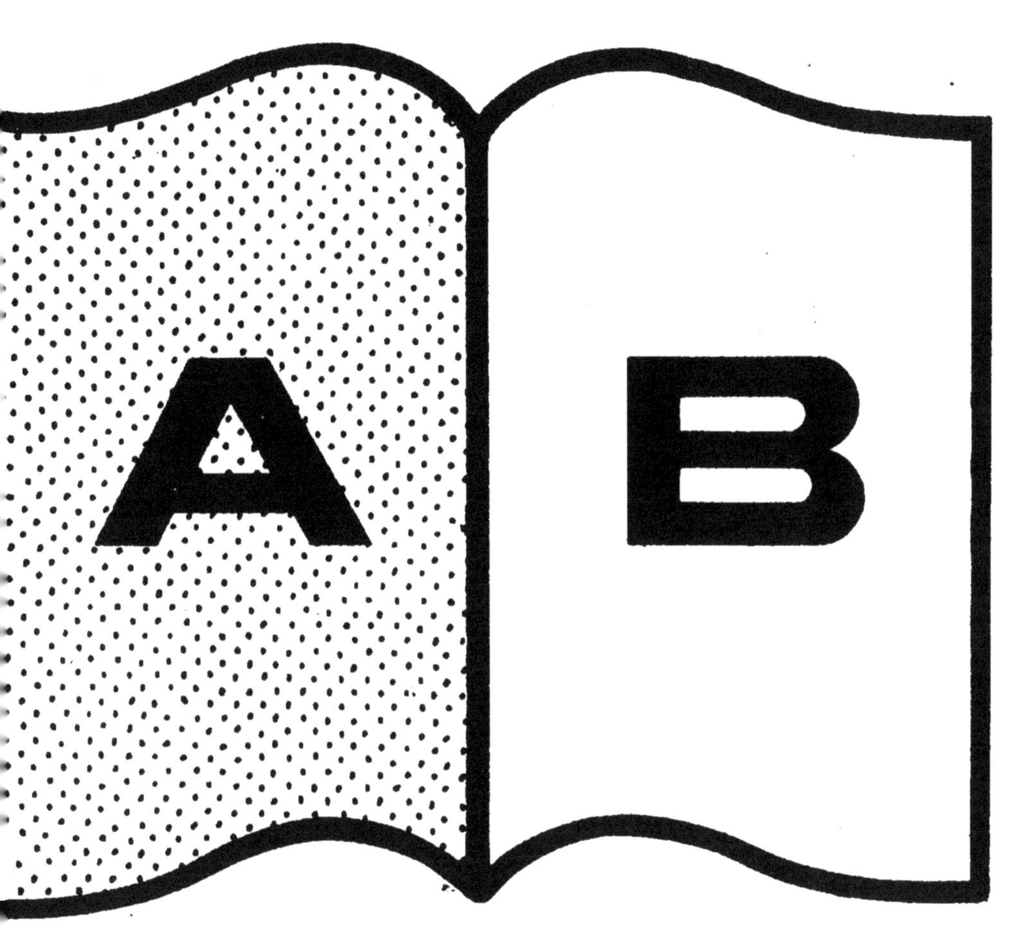

Contraste insuffisant

NF Z 43-120-14

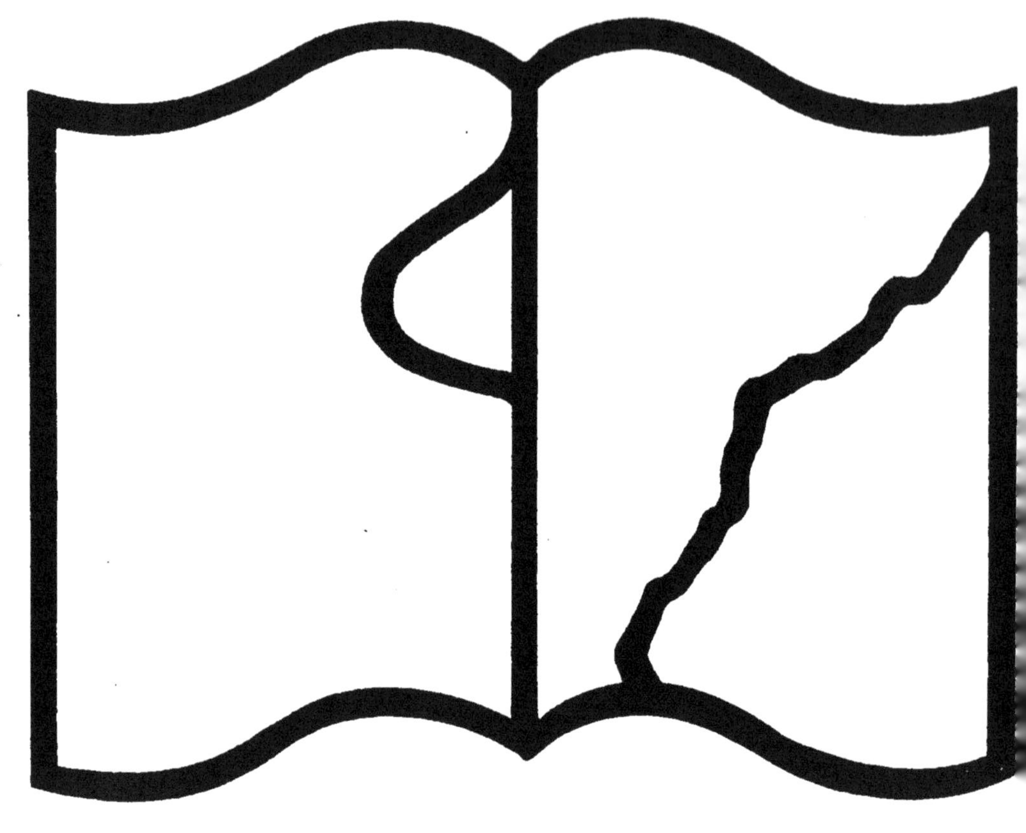

Texte détérioré — reliure défectueuse

NF Z 43-120-11

www.ingramcontent.com/pod-product-compliance
Ingram Content Group UK Ltd.
Pitfield, Milton Keynes, MK11 3LW, UK
UKHW012245240726
13966UKWH00004B/1300

9 782013 583169